웰빙을 위한 건강과 운동

백원칠

교학연구사

저자 소개

백원칠 baek@kyonggi.ac.kr

경기대학교 체육학과 이학사
연세대학교 보건학과 보건학 석사
한양대학교 체육학과 이학박사

현재
경기대학교 체육대학 사회체육학과 교수

머리말

21세기 신인류는 호모 헌드레드(Homo hundred)' 라는 말이 UN에서 발표되었다. 의학기술과 의료장비의 발달은 인간의 평균수명을 높여 놓았고 그 결과 평균수명이 80세를 넘는 국가가 2000년에는 6개국에 불과했으나, 머지않은 2020년도에는 우리나라를 포함한 약 31개국으로 늘어날 것으로 전망하고 있다.
100세 시대를 살고 있는 우리는 '건강을 위해 어떻게 생활할 것인가?' 에 대해서 함께 고민해야 한다.

현대사회는 과거의 어느 때보다도 많은 정보를 습득하고 있지만, 스스로 지키거나 개선해야 할 식생활과 영양, 운동 등 제반 생활습관에 대한 취사선택에 어려움을 겪고 있다. 또한 식생활의 서구화, 고령화, 비만인구의 증가로 인하여 생활 습관병 환자가 크게 증가하고 있다.

우리가 흔히 알고 있는 고혈압, 당뇨병, 비만 등은 심뇌혈관질환의 주요인이다. 고혈압 및 당뇨병의 유병률은 급속히 증가하고 있으며 보건복지부에서도 심뇌혈관질환 예방과 관리 강화를 추진하며 국민에게 심뇌혈관질환에 대한 예방과 생활 수칙을 보급하고 있을 정도로 급성심근경색이나 뇌졸중 같은 심뇌혈관질환의 사망률은 암으로 인한 사망률 다음으로 높은 수위를 차지하고 있는 실정이다.

웰빙 문화의 이슈화로 인하여 웰빙과 관련된 상품이나 기획 등 건강한 삶에 대한 인식이 바뀌고는 있으나, 다른 한편에서는 나쁜 식습관, 운동부족, 스트레스 등으로 각종 생활습관병이 발병됨으로써 현대의학은 고가의 진료장비와 처방으로 인한 의료비용이 증가 일로에 있다. 그러나 대부분의 생활습관병은 운동을 통해서 예방이 가능하며 치료에도 좋은 효과를 가져다준다.

본서에서는 운동과 생활습관병에 관한 내용을 선배 학자님들의 좋은 연구결과들을 토대로 정리하였으나 부족함을 느끼기에 차후 개정판을 내면서 보충 조정해 나갈 것이다.

끝으로 본 저서를 출간함에 원고정리와 수정에 수고를 아끼지 않은 아주대학교 노인보건연구센터 유미경 박사에게 감사를 드린다.

2014년 12월
저자 씀

차례

머리말

제1장 웰빙을 위한 건강과 운동

제2장 건강과 질병

제3장 비만과 운동

제4장 심혈관질환과 운동

제5장 고혈압과 운동

제6장 당뇨병과 운동

제7장 암과 운동

제8장 골다공증과 운동

제9장 정신건강과 운동

제10장 수면과 운동

제11장 노화와 운동

제12장 요통과 운동

제 1 장 웰빙을 위한 건강과 운동

1. 웰빙의 개념
2. 운동의 효과
3. 운동방법

1 웰빙(well-being)의 개념

웰빙의 개념은 시대 상황에 따라 다양한 의미를 가져왔다.

① 웰빙의 사전적 의미는 안녕, 행복, 복지, 복리(welfare)등으로 표현되어 있다. 또한 '좋다'는 의미의 웰(well)이 명사형인 '웰니스(wellness)'도 비슷한 뜻으로 사용되기도 한다. 한자어로는 안녕(安寧), 우리말로는 '참살이'라고 표현하고 있다(한글학회).

② 웰빙이란 육체적, 정신적 건강의 조화를 통해 행복하고 아름다운 삶을 추구하는 삶의 유형이나 문화를 통틀어 일컫는 개념이다.

③ 현대사회는 인간에게 물질적 풍요와 부를 가져다 준 반면, 정신적 · 육체적 여유와 안정을 빼앗아간 면도 적지 않은 것이 사실이다. 사람들은 하루의 대부분을 바쁜 일상에 소비해 정신적 · 육체적 건강은 소홀히 하는 경향이 있다.

④ 웰빙은 현대 산업사회의 병폐를 인식하고, 육체적, 정신적 건강의 조화를 통해 행복하고 아름다운 삶을 영위하려는 사람들이 늘어나면서 나타난 새로운 삶의 문화를 말한다. 1980년대 중반 유럽에서 시작된 슬로푸드(slow food)운동, 1990년대 초 빠르게 돌아가는 현대생활의 속도를 늦추어 보다 천천히, 보다 느긋하게 살자며 등장한 슬로비족(slobbie: slow but better working people의 약칭), 부르주아의 물질적 실리와 경제적 여유를 즐기면서 자유로운

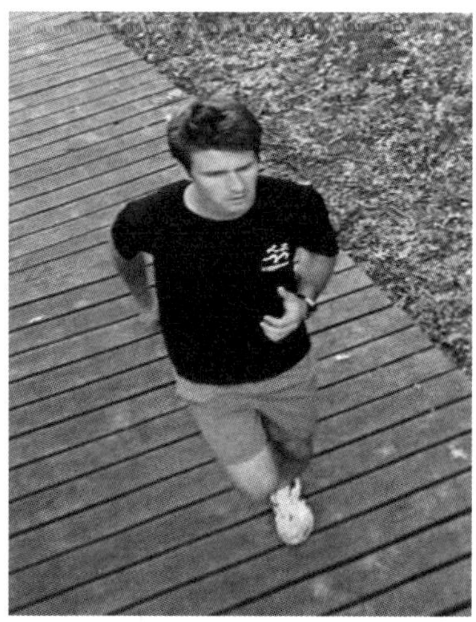

그림 1-1. 일상에서 벗어나 조깅을 하는 모습

예술적 가치를 추구하는 보보스(bobos) 등도 웰빙의 한 형태라고 말할 수 있다.

⑤ 현대인의 각종 질병을 유발하는 주요인은 신체활동 부족, 식생활의 불균형, 과도한 스트레스 등이 있으며, 이것은 현대인의 건강을 위협하는 3대 요인이다. 이러한 요인들 중 운동부족이 현대인들에게 가장 나쁜 요인이며 운동의 생활화로 이겨내야 할 과제이다.

2 운동의 효과

우리가 흔히 말하는 “운동은 보약”이라는 말은 운동이 건강증진에 많은 도움이 됨을 뜻한다.

현대인은 운동부족 현상으로 인해 많은 성인병을 야기하여 고통스러운 생활을 하고 있다.

성인병의 3대 악으로 비만, 스트레스, 운동부족이 지목되나 최악의 적은 운동부족이며 해소책 역시 운동이 가장 효과적이다.

운동은 골격근 수축에 의해 일어나고 골격근은 신경계의 작용, 필요한 에너지원은 호흡순환계에서 공급한다. 신체의 모든 활동은 인체의 근육계, 신경계, 호흡순환계 등 여러 기관들의 상호작용으로 인해 이루어진다.

그러므로 운동은 심장병, 고혈압, 동맥경화, 당뇨병 등의 각종 성인병의 예방과 치료에 효과가 있음은 물론 전신건강을 갖게 되어 질병예방과 수명연장 같은 삶의 질 향상을 가져다준다.

1) 근육계에 미치는 효과

근육은 위치에 따라 내장근, 심장근, 골격근으로 구분되는데, 보통 근육이라고 하면 골격근을 의미한다. 규칙적인 운동은 초회복 이론에 근거하여 동원된 근육은 미세한 손상에서 회복하는 과정에 근비대(hypertrophy)가 일어난다.

근력(muscular strength)은 근육이 단 한번에 발휘할 수 있는 최대의 힘이나 외부에서 가해지는 힘에 대해 저항하는 능력으로, 근력은 근면적에 비례한다.

지속적인 운동은 근육의 횡단면적이 증가되어 근육 굵기를 비대하게 만들어주고 모세혈관이 발달시킨다.

근육 발달은 일상생활 중 피로감소와 근지구력의 향상을 가져다주고 또 마이오글로빈(myoglobin: 산소를 저장하고 있는 붉은색으로 친착된 단백질)의 분포를 증가시켜 운동 중 근육에 충분한 산소공급을 원활하게 한다.

지구성운동은 근육 내 효소활성을 증가시키고 산소 소비능력과 에너지 대사능력을 향상시키며 골격근의 근글리코겐의 합성효소(glycogen synthase)를 활성화 시킨다.

특히 근력운동은 힘줄과 인대의 장력을 높이고 연골과 관절노화를 지연시켜 운동상해를 예방하는 효과가 있다.

2) 순환계에 미치는 효과

대기 중의 산소는 폐모세혈관에서 헤무글로빈과 결합하여 산화헤모글로빈(oxyhemoglobin)의 상태로 심장과 동맥, 모세혈관을 따라 근육조직에 전달되게 된다.

운동 후 안정 시 순환계의 변화는 1회 박출량 증가, 혈액량과 헤모글로빈 증가, 심박수 감소(bradycardia), 심실강 크기 증가, 심실벽 두께 증가, 부교감신경 자극증가, 교감신경 자극감소, 심근수축력 증가 등에 영향을 미친다.

운동은 안정 시 심박수가 감소하고 최대심박수 증가를 가져온다. 즉 안정 시 심박수는 1분에 60~80회가 정상이며 60회 이하인 경우를 서맥이라 하며, 100회 이상이면 빈맥이라 한다.

마라톤, 수영, 축구와 같은 지구성 운동선수는 심장의 크기가 커지면서 심장의 기능이 강화되어 안정 시 심박수가 1분에 30~50회 정도로 감소하게 된다. 유산소성 능력이 좋아지면 심장이 박동하는 횟수는 줄어들고 한번 심장이 박동할 때 심장으로부터 뿜어지는 혈액량은 증가한다.

심박수가 낮으면 1분간 같은 양의 혈액을 신체 내에 공급을 한다고 해도 심박수가 빠를 때보다 적은 양의 에너지를 사용한다. 따라서 심장이 박동하는 시간 간격이 늘어나고, 더 많은 양의 혈액이 심실로 들어가 심장수축력이 좋아지면서 더 많은 혈액을 뿜어낸다.

안정 시 심박수의 증가로 인한 심장의 위해 기전을 살펴보면, 심박수가 빨라지면 확장기 기간이 짧아져 관상동맥의 관류가 감소하면서 산소공급량이 줄어든다. 반면에 심장 활동량이 증가하면서 산소요구량은 높아지고 산소공급량과 요구량의 불균형이 발생하게 된다(Colin 등, 2004). 따라서 심박수가 감소하면 심근의 산소요구량과 공급량이 균형을 이루어 심혈관질환으로 인한 이환률과 치사율을 줄일 수 있다(Gillum 등, 1991). 그리고 심장의 용적이 커져 박출량(strok volume)이 증가한다. 규칙적인 운동으로 1회 박출량이 커져서 격렬한 운동 중에도 심박수의 큰 증가 없이 활동근육에 혈액을 충분히 공급할 수 있으므로 그만큼 심장의 부담을 덜 수 있게 된다. 예를 들어 심박출량이 증가하여 안정 시 심박수가 1분에 10회 감소하면 하루에 14,400회 정도의 심박수를 단축시키게 된다.

심박출량(cardiac output)은 1분 동안 박출되는 혈액의 총량을 의미하는데 1회 박출량에 분당 심박수(heart rate)를 곱하여 계산한다.

심박출량(cardiac output)
=1회 박출량(stroke volume) × 심박수(heart rate)

심폐지구력 운동을 꾸준히 한 운동선수에게선 훈련효과에 의해 심장 좌심실이 비대해져 심장의 용적이 커지고, 1회 박출량이 증가하는 현상에 대해 1877년 스웨덴의 의사 Henschen이 이를 스포츠 심장(sports heart)이라 명명하였다.

3) 호흡계에 미치는 효과

원활한 인체 활동을 위해서는 공기 중에 산소를 활동근육에 끊임없이 공급하여야 한다.

일상생활 중에는 적은 양의 산소공급으로도 충분하지만, 운동 중에는 에너지 요구량이 증가함에 따라 산소 섭취량이 증가해야 운동을 지속할 수 있다. 나이가 많아지면서 폐포탄성과 폐활량이 감소하고 기도저항이 증가되어 폐기능이 감소하게 된다.

지속적인 유산소 운동은 폐포탄성의 증가, 기도저항의 감소 등으로 폐질환 예방과 폐기능 향상에 효과가 있다.

지구성 운동은 횡경막, 호흡근육, 흉벽, 늑골 등이 발달하여 폐용적의 증가와 폐활량을 증가시켜 최대산소섭취량(maximum oxygen uptake; ml/kg/min)을 증가시킨다.

4) 성인병에 미치는 효과

(1) 고혈압 감소

혈압은 심장으로부터 나가는 혈액량과 혈액의 점성, 혈관의 길이, 혈관의 직경과 같은 총 말초혈관저항에 의해 결정된다. 운동을 규칙적으로 하면 운동의 효과로 혈관의 탄력이 증가되고 혈관의 내경이 증가되기 때문에 혈압이 어느 정도 조절되어 안정 시 최대혈압이 낮아진다.

(2) 혈관 질환 감소

규칙적인 운동은 혈압의 감소, 고밀도콜레스테롤(HDL-C)을 증가 시키고, 나쁜 저밀도콜레스테롤(LDL-C)과 중성지방 감소와 같은 혈중지질을 개선하고, 전신의 염증인자를 감소시키며 그 과정을 통해서 심장과 뇌의 손상을 감소시킨다.

(3) 비만 예방

운동은 칼로리 소비를 증대시켜 불필요한 지방축적을 방지하고, 근육을 발달시켜 기초대사량을 증진시키고, 운동능력 저하를 예방할 수 있을 뿐만 아니라 식욕조절, 열량소모 증가, 산소운반능력의 증가, 심리적 스트레스 해소 등의 효과가 있다.

5) 운동의 심리적 효과

운동은 뇌조직의 혈류량 증가와 산소공급을 원활히 하여 신체적, 정신적, 정서적인 안락함을 가져다준다.

(1) 스트레스 해소

신체활동은 인간의 기본 욕구인 활동욕구를 충족하고 운동 환경에 집중함으로써 자신의 복잡한 문제에서 벗어나 스트레스 해소에 도움을 준다.

운동을 하면 스트레스 호르몬의 하나인 카테콜아민의 수준이 낮아지고, 스트레스와 밀접한 관련이 있는 교감·부교감 신경계 사이의 상호작용이 보다 원활해진다. 그리고 스트레스로 인해 생성된 화학적 부산물을 제거시키고, 회복시간의 단축을 가져온다.

(2) 불안과 우울증의 완화

운동은 우울증을 완화시키는 효과가 있는 세로토닌(serotonin)과 노르에피네프린(norepinephrine) 등을 증가시켜 불안감과 우울증 개선에 도움을 준다.

(3) 긍정적인 기분전환

운동은 혈액 속으로 엔도르핀(endorphin)을 발산하여 통증완화와 행복감을 주고 안정된 마음상태를 만드는 촉진제로 작용한다.

운동 강도가 높을수록, 운동시간이 길어질수록 엔도르핀 분비는 증가하나 운동 후 점차 정상 회복된다.

(4) 자아존중감의 향상

규칙적인 유산소 운동으로 신체의 불필요한 지방을 줄임으로써 자신의 몸매가 좋아지면 자신이 느끼는 감정도 좋아져 자신감을 갖게 해준다.

Sonstroem(1997)은 운동 후 긍정적인 평가를 들어 체력증가 없이도 자긍심이 높아질 수 있다고 했다.

이러한 자아존중감은 나이와 성에 관계없이 향상시키는 것으로 나타난다.

(5) 인지기능의 향상

뇌기능을 향상시킬 수 있는 가장 효과적인 방법으로 운동이 제시되고 있다. 운동이 뇌기능을 향상시킬 수 있는 이유는 새로운 신경세포 생성을 촉진하기 때문이며, 새로운 신경세포 생성은 운동 시 변화되는 다양한 신경전달물질과 호르몬, 그리고 신경영양성 요인(neurotrophic factor) 때문으로 생각되고 있다(김홍, 2006)

(6) 수면의 질 향상

수면이 부족할 경우에는 생활의 활력이 떨어지고, 일에 대한 의욕도 줄어들고, 그리고 쉽게 피로해지고, 집중력도 떨어지게 된다.

유산소 운동은 수면의 5단계인 급속안구운동(rapid eye movement, REM) 수면을 감소시켜서 숙면을 취하게 한다. 또한 정기적인 운동을 장기간 지속할수록 전체 수면시간을 증가시키고, 잠드는 시간을 빠르게 하고, 깊은 잠을 잘 때 나타나는 느린 서파(slow wave)를 증가시켜, 편안하고 깊은 잠을 잘 수 있게 해준다(류호상 등, 2007).

3 운동의 방법

1) 운동의 강도

운동은 자신의 최대 운동 능력의 50~80% 범위 내에서 하는 것이 가장 이상적이며, 이를 맥박수로 환산하면 50세에서는 120~150회 범위가 적당한 운동 강도이다.

운동을 처음 시작하는 초보자는 운동 강도를 50% 정도로 실시하다가 운동이 진행됨에 따라 강도를 높이는 것이 바람직하다. 운동 중에는 동일 운동 강도를 계속 지속하는 경우와 운동 강도를 변화시키면서 하는 운동이 있고 어느 방법이나 운동효과는 있으나 후자의 방법이 더 효과적이다. 그러나 후자는 초보자나 노약자, 병자에게는 권장할 만한 방법이 아니다.

는 권장할 만한 방법이 아니다.

2) 운동 강도의 측정

(1) 맥박수

운동 강도 측정은 주로 맥박수를 계산하여 측정한다.

맥박수 = 운동 강도 × (최대맥박수 - 안정 시 맥박수) + 안정 시 맥박수

위 공식의 최대맥박수는 220에서 자신의 연령을 뺀 수이다. 안정 시 맥박수는 조용히 안정된 상태에서 1분간 맥박을 측정한다. 심장기능 향상을 위해서는 최소한 자기의 최대운동능력의 50% 이상의 운동 강도로 실시해야 한다. 예를 들어 나이가 50세이고, 안정 시 맥박수가 70회일 경우 50% 운동 강도는 다음과 같이 계산한다.

목표운동맥박수 : 0.5 × (170-70) + 70 = 120(회)

심장기능 향상은 물론 성인병 예방을 위해 50세에는 적어도 120회 이상 유지되는 운동을 해야 하는 것이다. 또 너무 강한 최대운동은 바람직하지 않으므로 운동 강도가 최대운동의 80%를 넘지 않는 것이 바람직하다. 위의 공식에 적용하면

운동한계맥박수 : 0.8 × (170-70) + 70 = 150(회)

운동 중 맥박이 150회 이상 올라가는 무리한 운동은 하지 않는 것이 상해나 불의의 사고를 방지하는데 도움이 된다.

(2) 경험적 환산

운동 강도는 맥박수를 직접 측정하지 않더라도 대개 알 수 있다. 좀 빠른 걸음으로 걸으면 자기능력의 40%정도이고, 가볍게 달리면 50~60%에 해당되며, 운동 중에 자각증상으로 '조금 힘들다'에 해당하는 운동 강도는 70~80%에 해당된다. 따라서 운동은 조금 힘들 정도로 몸에 땀이 좀 날 때까지 하는 것이 이상적이다.

3) 운동단계

(1) 준비운동(warming-up)

운동은 심박수 및 혈압의 증가, 활동근육의 혈액공급 증가, 교감신경의 긴장 등으로 부상의 원인이 될 수 있다. 따라서 준비운동은 갑작스런 운동으로 인한 혈압상승을 낮추고 심장의 혈액순환을 증가시켜서 신체의 제 기능을 안정 상태에서 운동에 적합한 상태로 서서히 유도하여 격렬한 주 운동 시에 발생할 수 있는 부상을 예방하고자 하는 것이다.

준비운동의 순서는 체온상승, 스트레칭, 근육이완 순으로 실시하여 체온과 근육의 온도 상승(약1℃)과 심장 혈액공급의 신속, 근육의 장력 향상 효과를 가져 오도록 한다. 이 외에도 근육의 운동 효율성, 마이오글로빈이 산소를 분리하는 능력향상, 근효소활성화 효과도 가져올 수 있다.

(2) 주 운동(main exercise)

준비운동 후 실시하는 주 운동은 운동의 성과를 결정하는 주요 부분이나 잘못된 방법으로 수행하는 경우가 종종 있다. 즉 비활동적인 휴식기를 갖는 운동은 주 운동에 들어가기 전에 준비운동을 실시하여 심장쇼크와 부상을 예방하도록 한다.

(3) 정리운동(cool down)

정리운동은 주 운동 후 인체 기능을 정상으로 회복하는 단계로 준비운동과 동일하게 가벼운 달리기, 스트레칭 순으로 실시해야 한다. 정리운동의 효과는 근육의 울혈방지와 관절 가동범위 향상, 젖산 및 이산화탄소 제거 등이 있다.

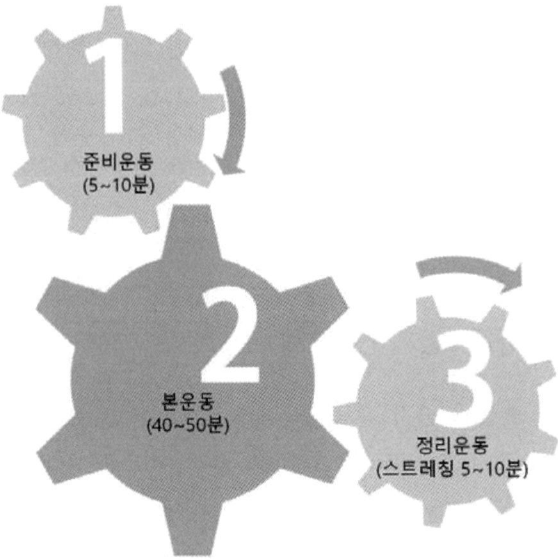

그림 1-2. 운동의 순서

4) 피로회복

피로(fatigue)란 신경계의 평형실조에 의한 항상성 유지의 상실에 의한 것으로 아무리 운동을 하고 균형 잡힌 식사를 하여도 피로가 회복되지 않으면 건강을 유지할 수 없다. 그러므로 건강증진을 위해서는 육체적, 정신적 피로회복을 잊어서는 안 된다.

(1) 준비 · 정리운동

순환, 호흡, 근육, 신경계통이 주 운동(main exercise)에 대한 생리적 적응감과 심리적 안정감을 갖기 위하여 5~10분 정도의 준비운동(warm-up, preliminary exercise)을 하고, 갑작스런 운동정지로 운동에 의해 항진되었던 생리적 균형이 깨어지지 않도록 과격한 운동 후에는 5~10분정도의 정리운동(cooling-down, warm-down, taper-down)을 실시한다.

(2) 영양섭취

과격한 운동 후에는 당분공급과 당대사에 필요한 비타민 B1, B2, C 등이 공급되어야 하고, 여름에는 수분과 염분공급이 필요하다. 또 체액의 항상성 유지와 에너지 공급에 필요한 인산염 섭취에도 신경을 써야 한다.

(3) 정신 · 육체피로

정신피로의 경우는 가벼운 전신운동, 자전거 페달 돌리기 운동, 두부회전 및 상하운동, 배근의 신전 등의 운동을 한 다음 따뜻한 목욕을 하고, 육체피로의 경우에는 뜨거운 목욕(40℃이상)을 한 후 깊은 수면을 취한다.

(4) 취침전의 섭취

공복감은 수면을 방해하므로 따뜻한 우유를 마시는 것도 효과가 있다. 또 자기전의 약간의 알코올은 혈액순환을 촉진하여 근육과 뇌의 긴장을 해소하는데 효과적이다.

(5) 침구의 선택

요는 몸이 푹 가라앉지 않을 정도의 단단한 것으로 땀 흡수가 잘되는 것을 선택하고, 이불은 보온성, 흡습성이 뛰어나며 신체를 압박하지 않는 침구를 선택한다.

(6) 실내온도

편안한 침실온도는 겨울에 10~15℃, 여름에 22~26℃, 습도는 40~60%가 적당하다.

(7) 수면

자정 이전에 잠자리에 들어 8시간 정도의 수면이 좋고, 잠자리에 들기 전에 마음에 걸리는 일은 다 잊고, 일상생활을 명랑하고 낙천적으로 지내도록 한다. 저녁에는 불쾌한 분위기를 피하여 즐겁고 안락한 수면을 취하도록 하는 것이 피로회복에 매우 효과적이다.

제 2 장 건강과 질병

1. 건강의 개념
2. 질병의 개념

사람에게 있어서 누구나 원하는 것이 있다면 건강이 빠질 수 없을 것이다. 건강한 생활은 행복을 가져다줌으로 모든 사람들이 건강을 유지 · 증진하고자 줄곧 노력하였으나 건강을 해칠 수 있는 질병은 때로는 감소, 변모, 증가되기도 하고 또다른 질병이 나타나는 등 우리는 이것들과 생사를 함께 하여 왔다.

1 건강의 개념

건강이나 질병의 정의를 간단히 내리기는 상당히 힘든 문제이다. 그러나 Anglo Saxon의 말로써 건강의 의미를 생각해 본다면 "건강이란 앓지 않는 상태"라고 했다. 또 William Temple은 "건강이란 우리 인간의 전체 생활에 활기 있는 희락을 부어주는 본질적인 것으로 건강 없는 인생은 허무하며 무의미한 것이 되고 만다."라고 말했다. 건강은 온 가족으로 하여금 행복하고 재미있는 생활을 보장하며 그것이 곧 사회나 국가의 부흥에도 지대한 영향을 끼친다. 그리하여 국가는 국민의 건강을 돌보아야 할 의무가 있고 국민은 건강을 누릴 수 있는 권리가 있는 것이다. 우리나라의 경우 헌법 30조, 31조에도 그 보장을 명시하고 있다.

1) 건강의 정의

건강의 정의는 시대와 문화에 따라 변하여 왔으나 육체적 기능, 정신적 기능, 사회적 역할 수행능력 측면으로 구분할 수 있다. 즉 신체의 개념에서 심신의 개념(A sound mind in a sound body)으로 변했고 세계보건기구(WHO)는 생활의 개념으로 변천시켰으며 아래와 같은 다양한 정의들이 있다.

① 신체의 건전(Oxford English Dictionary): 기능이 제대로 효율적으로 발휘되는 상태, 적응의 표현이다.

② 버나드(C. Bernard)의 항상성설(1859): 건강은 외부환경의 변동에 대하여 내부환경의 항상성이 유지된 상태이다.

③ 건강은 단지 질병에 걸리지 않거나 허약하지 않은 상태뿐만 아니라, 육체적, 정신적, 사회적으로 온전히 행복한 상태(WHO 헌장, 1946)를 말한다.

여기서 말하는 온전히 행복한 상태는 적당한 수입, 신체적 건강, 심리적 안정 즉 사회제도나 사회보장이 잘 되어 있는 상태를 말한다.

즉, 건강은 단지 질병이 없는 상태나 허약함이 없는 상태만을 말하는 것이 아니라 육체적 · 정신적 · 사회적 안녕을 꾀하는 상태라고 정의한다. 여기서 말하는 안녕은 적당한 수입, 신체적 건강, 심리적 안정 즉 사회제도나 사회보장이 잘 되어 있는 상태를 말한다. 학자에 따라서 안녕의 개념을 확대하여 경제적, 지적, 영적 안녕까지도 포함하자는 의견도 제시하고 있다.

④ 두보스(R. Dubos)의 환경적응론: 건강은 환경에 대한 적응으로 비롯되는 사회적 · 정서적 · 정신적 · 영적 · 생물학적 건강과 관련된 삶의 질이다.

⑤ 주어진 유전 및 환경 여건 하에서 적절히 기능을 발휘하고 있는 인간의 상태 또는 질이다(WHO technical study group, Measurement of levels of health, WHO Tech Rep Ser No. 137, 1957).

⑥ 파슨스(T. Parsons)의 구조기능론: 건강은 각 개인이 사회적인 역할과 임무를 효과적으로 수행할 수 있는 최적의 상태이다(사회적 안녕).

⑦ 효과적인 기능과 필요성을 달성하고 내적 · 외적 환경에 대한 수요를 충족하며, 성장과 생식을 포함한 생물학적 운명을 추구하는 것이다(Engel GL).

⑧ 신체의 기관들이 그 자체나 서로 간에 적절히 기능하여 형평을 유지하는 것을 말한다(equilibrium/homeostasis).

⑨ 단순히 질병이 없다는 것만으로 건강이라 할 수 없고 모든 자질, 기능, 능력이 신체적, 정신적, 도덕적인 면에서도 최고로 발달하고 완전히 조화된 것이다(Newman).

2) 건강에 영향을 주는 요인(factors influencing health)

영국의 우생학자 Galton(1822~1911)은 인간의 건강은 유전, 환경, 교육의 3요소에 의해 결정된다고 주장히였으며 세분하면 대개 5가지로 나누어 생각할 수 있나.

(1) 유전(heredity)

유전은 우성과 열성의 대립으로 부모로부터 받은 천성이고 자질이며 인간의 특성과 건강상태를 결정하는 기본적인 요소가 된다. 체세포는 생식세포에 영향을 줄 수 없으므로 부모로부터 받은 유전을 변화시킬 수 없고 건강의 잠재력은 염색체 속에 들어 있는 유전자에 의하여 결정되는 것이다. 좋은 유전은 건전한 체질, 잘 발달된 육체와 정신적인 지능을 말하며 능률적인 생활을 위해서 개인이 타고난 자질을 최대한 이용해야 한다.

(2) 성장과 발달(growth and development)

성장과 발달은 개인의 유전 범위 내에서 일정한 기간에 정해진 순서에 의해서 이루어지며 일정한 기간 내에 달성하지 못하면 치명적인 결과가 나타난다. 성장과 발달은 개인의 능률적인 생활을 위해 자신의 능력 신장과 팽창을 의미하며 체중, 신장, 심장, 폐장 등 육체적 성장뿐 아니라 지적, 정서적, 사회적인 성숙을 포함한다. 즉 성장과 발달은 질적, 양적인 것을 모두 포함하며 자기 자신의 신체적·정신적·사회적 경험으로 향상되거나 변화된다. 건전한 성장과 발달을 위해서는 일상생활에서 건전한 경험과 잘 계획된 생활, 균형 있는 식사(balanced diets)로 알맞은 영양공급이 필요하다. 결국, 건전한 성장과 발달은 자신의 잠재력을 성취하고 사회발전에 이바지하는 총화 된 개인의 능력을 갖추게 해 준다.

(3) 환경(environment)

인간 주위의 모든 환경이란 어머니의 태중에서부터 죽음에 이르기까지 인간생활에 영향을 미치는 모든 요소를 포함한다. 여기에는 의 · 식 · 주를 비롯하여 언어, 관습, 전통, 미신, 종교, 금기(taboos) 등을 포함한 문화양상(cultural patterns)과 TV, 신문 등의 메스미디어와 같은 모든 것을 말한다. 환경은 영역에 따라서 대개 아래와 같이 분류한다.

① 물리적 환경

기후, 지리적 조건, 물, 공기, 빛, 열, 식품 등을 말한다. 특히 대기 및 수질오염, 산업폐해, 소음공해, 방사선 위험 등은 인간생활에 직접적인 영향을 주고 있다.

② 생물학적 환경

인간 집단을 포함한 동물, 식물계의 모든 생명체를 말하는 것으로 미생물이나 병원체도 생물학적 환경의 일부분이다.

③ 정신적 환경

현대사회가 도시화(복잡화),산업화(기계화) 됨으로써 정신적 · 신체적 스트레스, 단절과 상실에서 기인되는 소외현상은 건강에 결정적인 영향을 미친다.

④ 사회적 환경

사회적 환경으로서 문화적 가치, 태도, 관습 등과 정치, 경제, 사회적 조직 및 기구 등이 있다. 예로써 흡연태도, 약물남용, 약품구매, 교통사고의 증가요인 등이다.

⑤ 국제적 환경

과거에는 문제가 되지 않던 질병이 빈번한 해외여행 등으로 질병을 일으킨다. 예로써 2003년도에 유행한 중증급성호흡기증후군(SARS; Severe Acute Respiratory Syndrome)이 대표적이다.

(4) 상호작용(interaction)

생활이란 개인과 환경 사이에서 영속적으로 일어나는 상호작용이므로 자신의 건강과 일상생활을 효과적으로 영위해 나가는 데에는 자신과 환경의 상호작용이 중요하며 대체로 2가지 유형이 있다.

① 물리적인 상호작용

주로 우리 인체와 직접적인 상호작용을 하는 것으로 세균, 독성물질, 알레르겐, 화상, 동상, 방사능 피해 등이 해당된다.

② 대인적인 상호작용

자신의 대인반응 특성과 사회적 특성에 관련을 갖는 것으로 개인의 행동을 특징 있게 만든다. 바람직한 대인 및 사회적 적응(personal and social adjustments)은 타인을 인정하고 호감을 가지며, 자기의 나쁜 감정을 자제하고 책임을 완수하며, 가족 간에는 화목을 도모하고 건전한 생활철학을 갖는 것이다.

(5) 의사결정(decision making)

의사결정은 자기 자신이 조정할 수 있는 요소 중 하나로서 건강에 가장 중요한 영향을 미친다. 즉 자신의 과학적 결정과 선택은 자신이 능률적인 생활과 건강에 직접적인 영향을 미치는 것이다.

3) 건강의 요소

인류는 약 200만 년 전부터 이 지구에 존재했다. 그로부터 서기 400년 전 희랍의 히포크라테스(Hippocrates)가 현대 의학의 기초를 닦을 무렵까지 인간의 건강은 주로 신체적 요소만으로 건강의 상태를 측정하였다. 그러다가 건강의 요소가 시대, 문화, 사회적 환경에 따라서 점차 확대되어 지금은 포괄적 견지에서 이해되고 있다(그림 2-1).

즉, 19세기 중엽이전은 신체적인 면을 고려하였으나 이후는 정신적인 요소가 추가되어 심신의 개념으로 변천되어 건강의 개념은 신체적, 정신적 요소를 동시에 고려하였다.

1940년 이후는 심신의 개념에 사회적 요소가 추가되어 생활개념으로 변천되어 WHO헌장에 명시되었다.

1960년대는 질병퇴치와 건강증진을 위해서 의학의 한계를 인식하게 되었고 이로 인한 건강의 개념도 기존의 생활에 도덕적 요소를 첨가하였다.

1970년대는 지역사회주민에 대한 건강교육과 봉사가 중시되어 지역사회의학이 강조되었고 또한 건강유지를 위해서 지적요소가 추가로 요구되었다.

결국 건강의 요소는 미래지향적으로 생각되어야 하며 단편적인 것보다 총괄적인 관점에서 접근하는 것이 바람직하고 건강자체보다도 건강한 생활을 하는 것이 더 중요하다고 하겠다.

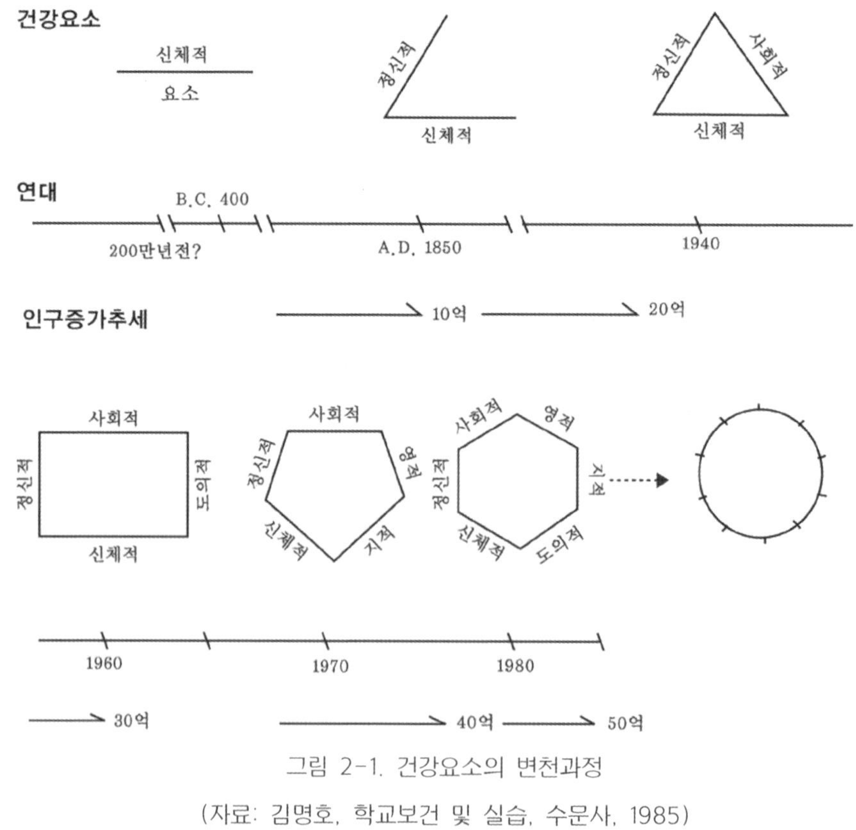

그림 2-1. 건강요소의 변천과정

(자료: 김명호, 학교보건 및 실습, 수문사, 1985)

4) 운동과 건강

(1) 운동의 효과

성인병의 3대 악으로 비만, 스트레스, 운동부족이 지목되나 최악의 적은 운동부족이며 해소책 역시 운동이 가장 효과적이다.

현대인은 운동부족 현상으로 인해 많은 성인병을 야기하여 고통스러운 생활을 하고 있다.

우리의 신체는 사용하지 않으면 약화되고, 너무 무리하게 사용하면 그 기능이 악화되며, 적당한 활동을 함으로써 신체의 기능이 증대되고 강화된다. 그러므로 운동은 심장병, 고혈압, 동맥경화, 당뇨병 등의 각종 성인병의 예방과 치료에 효과가 있음은 물론 전신건강을 갖게 되어 질병예방과 수명연장을 가져다준다.

일반적으로 주당 3회 이상 1회에 30분 이상으로 자신의 최대운동 강도의 60~70% 수준 운동을 지속할 때 대략 8주 이상부터 다음과 같은 효과가 나타난다.

① 근육계

ㄱ. 지속적인 운동은 근육의 횡단면적이 증가되어 근육 굵기를 비대하게 만들어 주고 모세혈관과 마이오글로빈의 분포가 증가된다.

ㄴ. 지구성운동은 근육 내 효소활성을 증가시키고 산소 소비능력과 에너지 대사능력을 향상시키며 골격근의 근글리코겐의 합성효소(glycogen synthase)가 활성화 된다.

ㄷ. 근력이나 지구성운동은 힘줄과 인대를 발달시켜 운동상해를 예방하는 효과가 있다.

② 골격계의 변화

ㄱ. 해면뼈(sponge bone)에 칼슘과 같은 무기질이 침착하여 뼈의 성장과 27세를 전후하여 시작되는 뼈의 탈무기질화를 더디게 한다.

ㄴ. 규칙적인 운동은 골밀도가 증가되고 굵어져 신체의 장기를 보호한다.

③ 순환계의 변화

ㄱ. 안정 시 변화는 심장크기의 증가, 심박출량의 증가, 심박수의 감소(bradycardia),

혈액량과 헤모글로빈량의 증가 등을 가져다준다.

ㄴ. 최대하운동시 변화는 증가된 마이오글로빈이 해리된 산소와 더 많이 결합하므로 세포내 산화능력을 향상시켜준다. 또 근육과 혈액 내에서 젖산축적 감소, 제거능력을 신장시켜 피로가 줄고 지구력이 향상된다.

④ 호흡계의 변화

ㄱ. 나이가 많아지면서 폐포탄성과 폐활량이 감소하고 기도저항이 증가되어 폐기능이 감소된다. 운동은 폐포탄성의 증가, 기도저항의 감소 등으로 폐질환 예방과 치료에 효과가 있다.

ㄴ. 지구성 운동은 횡격막, 호흡근육, 흉벽, 늑골 등이 발달하여 폐용적의 증가와 폐활량 증가에도 직접적인 영향을 미친다.

ㄷ. 폐활량 증가는 흡기에 관여하는 근육과 흡기용량 증가를 가져와 모세혈관과 폐포 간의 산소확산 능력이 증대된다.

⑤ 혈중 콜레스테롤의 감소

ㄱ. 운동은 혈액의 콜레스테롤과 중성지방 등의 혈중지질을 에너지로 사용함으로써 혈관 내 침착을 막아 심혈관계 질환을 예방한다.

ㄴ. 운동은 고밀도콜레스테롤(HDL-C)을 증가시키고 나쁜 저밀도콜레스테롤(LDL-C)과 중성지방은 감소시킨다.

⑥ 정신건강

ㄱ. 운동은 뇌조직의 혈류량 증가와 산소공급을 원활히 하여 신체적, 정신적, 정서적인 안락함을 가져다준다.

ㄴ. 부신수질의 에피네프린(epinephrine)과 노르에피네프린(norepinephrine)이라는 호르몬의 분비가 증가되어 우울증에 효과가 있다.ㅍ

ㄷ. 신체활동은 인간의 기본욕구인 활동욕구를 충족하고 운동 환경에 집중함으로써 자신의 복잡한 문제에서 벗어나 스트레스 해소에 도움을 준다.

(2) 운동방법

운동은 자신의 최대 운동 능력의 50~80% 범위 내에서 하는 것이 가장 이상적이며, 이를 맥박수로 환산하면 50세에서는 120~150회 범위가 적당한 운동 강도이다.

운동을 처음 시작하는 초보자는 운동 강도를 50% 정도로 실시하다가 운동이 진행됨에 따라 강도를 높이는 것이 바람직하다. 운동 중에는 동일 운동 강도를 계속 지속하는 경우와 운동 강도를 변화시키면서 하는 운동이 있고 어느 방법이나 운동효과는 있으나 후자의 방법이 더 효과적이다. 그러나 후자는 초보자나 노약자, 병자에게는 권장할 만한 방법이 아니다.

(3) 운동 강도의 측정

① 맥박수

운동 강도 측정은 주로 맥박수를 계산하여 측정한다.

맥박수 = 운동강도 × (최대맥박수 - 안정시 맥박수) + 안정시 맥박수

위 공식의 최대맥박수는 220에서 자신의 연령을 뺀 수이다. 안정 시 맥박수는 조용히 안정된 상태에서 1분간 맥박을 측정한다. 심장기능 향상을 위해서는 최소한 자기의 최대운동능력의 50% 이상의 운동 강도로 실시해야 한다. 예를 들어 나이가 50세이고, 안정 시 맥박수가 70회일 경우 50% 운동 강도는 다음과 같이 계산한다.

목표운동맥박수 : 0.5 × (170-70) + 70 = 120(회)

심장기능 향상은 물론 성인병 예방을 위해 50세에는 적어도 120회 이상 유지되는 운동을 해야 하는 것이다. 또 너무 강한 최대운동은 바람직하지 않으므로 운동 강도가 최대운동의 80%를 넘지 않는 것이 바람직하다. 위의 공식에 적용하면

운동한계맥박수 : 0.8 × (170-70) + 70 = 150(회)

운동 중 맥박이 150회 이상 올라가는 무리한 운동은 하지 않는 것이 상해나 불의의 사고를 방지하는데 도움이 된다.

② 경험적 환산

운동 강도는 맥박수를 직접 측정하지 않더라도 대개 알 수 있다. 좀 빠른 걸음으로 걸으면 자기능력의 40%정도이고, 가볍게 달리면 50~60%에 해당되며, 운동 중에 자각증상으로 '조금 힘들다'에 해당하는 운동 강도는 70~80%에 해당된다. 따라서 운동은 조금 힘들 정도로 몸에 땀이 좀 날 때까지 하는 것이 이상적이다.

(4) 피로회복

피로(fatigue)란 신경계의 평형실조에 의한 항상성 유지의 상실에 의한 것으로 아무리 운동을 하고 균형 잡힌 식사를 하여도 피로가 회복되지 않으면 건강을 유지할 수 없다. 그러므로 건강증진을 위해서는 육체적, 정신적 피로회복을 잊어서는 안된다.

① 준비 · 정리운동

순환, 호흡, 근육, 신경계통이 주운동(main exercise)에 대한 생리적 적응감과 심리적 안정감을 갖기 위하여 충분한 준비운동(warm-up, preliminary exercise)을 하고, 갑작스런 운동정지로 운동에 의해 항진되었던 생리적 균형이 깨어지지 않도록 과격한 운동 후에는 10분정도의 정리운동(cooling-down, warm-down, taper-down)을 실시한다.

② 영양섭취

과격한 운동 후에는 당분공급과 당대사에 필요한 비타민 B1, B2, C 등이 공급되어야 하고, 여름에는 수분과 염분공급이 필요하다. 또 체액의 항상성 유지와 에너지 공급에 필요한 인산염 섭취에도 신경을 써야 한다.

③ 정신 · 육체피로

정신피로의 경우는 가벼운 전신운동, 자전거 페달 돌리기 운동, 두부회전 및 상하운동, 배근의 신전 등의 운동을 한 다음 따뜻한 목욕을 하고, 육체피로의 경우에는 뜨거운 목욕(40℃이상)을 한 후 깊은 수면을 취한다.

④ 취침전의 섭취

공복감은 수면을 방해하므로 따뜻한 우유를 마시는 것도 효과가 있다. 또 자기전의 약간의 알코올은 혈액순환을 촉진하여 근육과 뇌의 긴장을 해소하는데 효과적이다.

⑤ 침구의 선택

요는 몸이 푹 가라앉지 않을 정도의 단단한 것으로 땀 흡수가 잘되는 것을 선택하고, 이불은 보온성, 흡습성이 뛰어나며 신체를 압박하지 않는 침구를 선택한다.

⑥ 실내온도

편안한 침실온도는 겨울에 10~15℃, 여름에 22~26℃, 습도는 40~60%가 적당하다.

⑦ 수면

자정 이전에 잠자리에 들어 8시간 정도의 수면이 좋고, 잠자리에 들기 전에 마음에 걸리는 일은 다 잊고, 일상생활을 명랑하고 낙천적으로 지내도록 한다. 저녁에는 불쾌한 분위기를 피하여 즐겁고 안락한 수면을 취하도록 하는 것이 피로회복에 매우 효과적이다.

2 질병의 개념

1) 질병의 정의

질병이란 일부 또는 전부가 성장, 발달, 기능 그리고 적응에 장애 또는 상실이 있는 것을 말한다.

또한, 자극과 스트레스에 견딜 수 있는 적응 기전의 상실로 말미암아 신체에 부분적으로 기능적 또는 구조적 장애가 있는 상태를 말한다.

① 수준 : 분자 - 세포 - 조직 - 장기 - 계 - 개체 - 사회

② 범위 : 기질적 - 심리적 - 대인적 - 사회적

③ 편하지 않음(dis+ease)을 의미한다.

2) 증상과 징후

(1) 증상(symptoms)

다른 사람에게 주소(complaints)의 형태로 전달되거나, 전달되지 않은 주관적이고 개인적인 경험을 말한다. 주소가 있다고 반드시 질병이 있는 것은 아니다.

(2) 징후(sign)

붓거나 응어리가 있거나 어떤 행동처럼 외부 관찰자에게 분명한 객관적인 소견이나 증거를 말한다.

3) 질병의 결정요인

원시시대의 질병발생은 신이 인간에게 내린 죄의 대가, 악신, 악귀 때문인 것으로 생각하여 기도나 주술을 통해서 치료하려고 하였다. 그러다가 히포크라테스(기원전 460~370)는 질병을 공기, 물, 장소의 부조화로 발생된다고 역설하여 질병을 인간과 환경과의 관계에서 규명하려고 하였다. 그 후 1876년 로버트 코호가 세균의 분리와 배양에 성공함으로써 세균시대로 발전되었고, 19C 중엽이 되어서야 질병의 결정요인을 인간, 병원체, 환경의 복합적인 관계라고 규명하였다. 결국 질병의 발생요인은 귀신, 천벌 개념에서 기계론적(mechanistic)개념으로, 생물 · 화학적 결함 그리고 세균설로 변천되었고 오늘날에 와서는 숙주, 병인, 환경의 상호작용으로 결정된다고 하였다(그림 2-2).

(1) 숙주(인간)

체의 특성과 병인에 대한 감수성에 따라 다르다. 즉 연령, 성, 식습관, 위생교육, 선천적 · 후천적 인위적인 면역, 영양상태, 저항력 등에 따라서 질병발생 양상이 다르다.

(2) 병인(병원체)

세균, 바이러스, 리켓치아, 기생충, 독소, 사고, 화학, 물리적 인자 등이 있다.

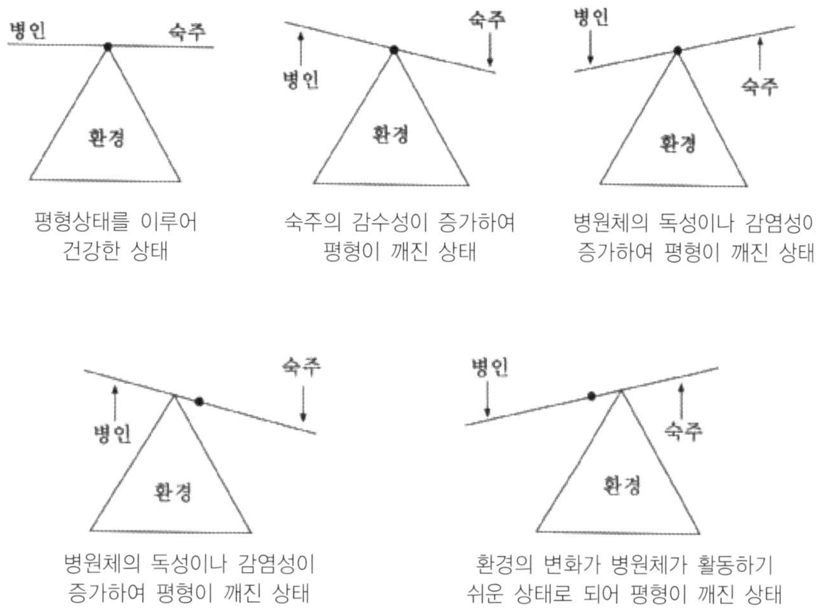

그림 2-2. 숙주, 병원체, 환경의 상호작용

(3) 환경

그 자체의 문제뿐만 아니라 눈에 보이지 않는 다양한 환경이 질병발생에 직·간접적인 영향을 미친다.

① 물리적 환경주택, 기후, 물, 공기
② 생물학적 환경 : 미생물, 인간집단, 식물, 동물계
③ 사회·문화적 환경 : 생활양식, 의료수준, 가치관, 신앙, 사회계층, 교육, 산업화, 민속치료
④ 경제적 환경 : 의료기관, 의료비 지불방법, 산업화, (어머니)노동

그림 2-2에서 볼 수 있듯이 환경은 인간과 병인의 관계에서 지렛대 역할을 하는 것으로 물리적, 생물학적, 사회적, 문화적, 경제적 환경을 통틀어 의미한다.

4) 질병의 자연사

질병의 자연사(natural history of disease)에 대해서 Leavell & Clark교수는 총 5단계로 나누어 설명하였다(그림 2-3).

(1) 비병원성기(prepathogenesis)

아직 병에 감염되지 않은 시기로 적극적 예방이 필요한 시기이다.

(2) 초기병원성기(early pathogenesis)

질병에 걸리는 초기단계로 예방접종이나 특수예방을 하는 소극적인 예방시기를 말한다.

(3) 불현성감염기(inapparent infection)

병에 걸리기는 하였으나 증상이 나타나지 않는 시기이며, 정기적인 접종이나 집단 검진이 필요하다.

(4) 발현성질환기(apparent infection)

증상이 나타나는 시기로 진단이나 치료하는 임상의학의 시기이다.

(5) 회복기(convalescence)

질병에 이환된 후 회복되는 시기로 회복되거나 불구 또는 극단적으로는 사망하기도 한다.

비병원성기	초기병원성기	불현성감염기	발현성질환기	회복기
1차 예방		2차 예방		3차 예방
적극적 예방: 환경개선 건강증진	소극적 예방: 특수예방 예방접종	중증화의 예방: 조기진단 집단검진	진단과 치료	불구능력의 예방: 재활 사회생활복귀

그림 2-3. 질병의 자연사와 예방의 수준

(자료: 양재모, 유승흠, 국민의료, 수문사, 1984)

5) 질병의 예방

조기에 병의 원인을 발견할 수 있다면 일단은 그것으로 질병의 예방은 다한 것이다. 예방은 크게 세 가지로 나누어질 수 있다.

(1) 1차 예방(primary prevention)

적정 건강 수준을 늘 유지하기 위하여 생활습관, 음식, 운동, 흡연 등을 조절하고, 병에 대한 저항력을 높이기 위해 예방주사를 맞는 면역의 시기이다. 그리하여 질병과 관련되는 사항들을 미리 제거하는 것이다.

(2) 2차 예방(secondary prevention)

무슨 병이든지 일단 걸리게 되면 치료를 받아야 하며 그 병에 의한 통증을 받게 되고, 불필요한 대가를 지불하여야 하는 것이다. 그러므로 정기 건강진단과 집단검진으로 질병을 조기에 발견함으로써 병의 진행과정에서 차단, 지연시킬 수 있다.

(3) 3차 예방(tertiary prevention)

3차 예방은 1 · 2차 예방을 하였어도 불가피하게 질병을 앓게 된 경우로 질병에 이환된 후 그 잔재효과를 최소한으로 줄여서 불구를 예방하고, 이왕 불구가 되었으면 재활을 통해서 사회에 복귀할 수 있도록 조치를 해주는 것을 말한다(그림 2-4).

<ins>정신 · 사회적 재활</ins>

사회평가

사회봉사

심리적 봉사

심리검사

평가

상담지도

정신과 봉사

영적상담지도

오락

정신 · 사회적 재활

의학적 재활

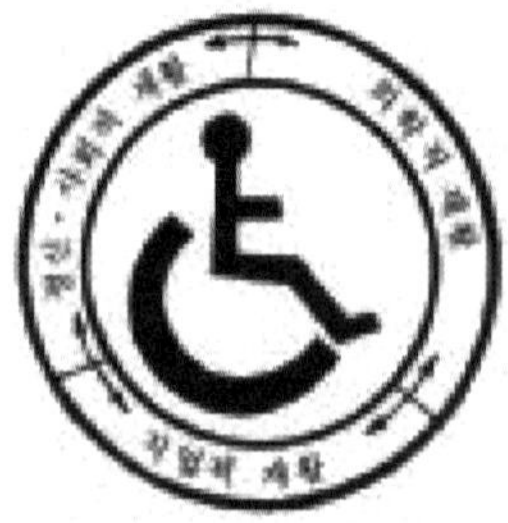

<ins>의학적 재활</ins>

의학적 진단 · 치료

및 의료봉사의 감독

<ins>직업적 재활</ins>

평가

직업능력조사

심리검사와 평가

직종에 대한 흥미와 적성파악

상담지도

직업훈련

작업배치

선택된 직종

보호된 작업장

가정내 취업

그림 2-4. 재활사업의 모형도(pennsylvania 대학병원 재활과)

제 3 장 비만과 운동

1. 비만의 기준
2. 비만의 종류
3. 비만의 원인
4. 비만의 증상
5. 비만의 합병증
6. 비만의 치료
7. 예방

인간의 건강유지와 증진을 위해 가장 중요한 것이 식생활이다. 그러나 현대인의 식생활은 건강증진과 유지의 한계를 벗어난 식단구성으로 영양과잉, 신체활동의 감소, 즉 운동부족으로 인해 지방이 과다하게 축적 되었다. 이러한 과다 지방축적 현상은 비만이나 고혈압, 당뇨, 관상동맥질환 등과 같은 많은 만성질환의 원인이 되며 신체활동 수행에 큰 지장을 초래한다(그림 3-1).

이러한 비만인구는 전 연령층에 나타나고 성인 이후에 매년 0.7kg 정도 체중증가(누적비만, creeping obesity)가 있는 것으로 알려져 있다.

특히 소아비만은 지방세포의 크기와 수가 크게 증가되어 대부분 비만이 나타난다.

1 비만 기준

비만(obesity)이란 쉽게 설명하면 체중이 많이 나가는 과체중이라고 할 수 있겠으나 비만 결정은 과체중 보다 과지방(over fatness)이 더 중요하다. 인체의 체지방율 측정은 수중체중과 피하지방의 두께로 측정하였으나 최근에는 간편한 생체전기저항법 등이 널이 이용되고 있다.

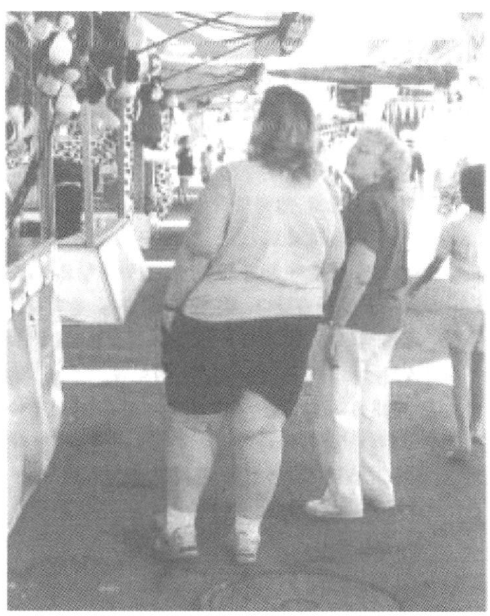

그림 3-1. 비만여성의 모습

체중은 체지방량(fat weight)과 제지방체중(lean body weight)으로 구성되며, 제지방체중은 체지방량을 뺀 근육, 내장, 뼈, 신경 결합조직의 무게를 말한다. 그러므로 비만결정은 이러한 점을 고려하여 아래와 같은 기준으로 결정할 수 있다.

1) 체중

표준체중	=	(신장 - 100) × 0.9(여자 0.85)
정상체중	=	표준체중 ± 10%
과 체 중	=	표준체중 + 10~20%
비 만	=	표준체중 + 20%이상
비만도(%)	=	(현 체중 - 표준체중) ÷ 표준체중 × 100

2) BMI(Body Mass Index)지수

$$\text{BMI(Body Mass Index)지수} = \frac{\text{체중(kg)}}{\text{신장}(m^2)}$$

BMI(체질량) 지수가 25이하일 때 정상, 25~29사이는 과체중, 30이상 일 때는 비만으로 간주한다. 아시아인들은 23이상일 때 과체중, 25이상일 때를 비만으로 분류하기도 한다.

3) 비만도(%)

$$\text{비만도(\%)} = \frac{\text{현체중 - 표준체중}}{\text{표준체중}} \times 100$$

최근에는 표준체중이라는 용어가 너무나 획일적이라는 비판에 따라 근육의 발달 등 신체의 여러 조건을 고려하여 합리체중이라는 용어를 사용하는 것이 타당하고 비만의 기준도 여러 요인을 감안하여 측정하는 것이 적절하다.

2 비만의 종류

비만의 형태는 지방조직이 나타나는 시기나 원인에 따라 분류하며 단순성 비만, 증후성 비만, 대사성 비만으로 나누고 체내 분포에따라 생체비만, 하체비만, 피하지방, 내장비만으로 나눈다.

1) 단순성 비만

지방세포의 크기가 비대해져서 나타나는 것으로 대체로 성인이 된 후에 나타난다.

2) 증후성 비만

지방세포 수의 증가와 동시에 세포 크기의 비대도 나타난다. 아동기나 청소년, 즉 성장기에 나타나며 지방세포 수는 정상인의 3-5배 까지 증가한다. 이 경우 치료가 어렵고 질병이 수반되기 쉬우며 성인이 되이 70%이싱 비만자가 된나.

3) 대사성 비만

지방조직 자체의 신진대사 구조에 이상이 있어 일어난다고 생각되며 일반적인 감식요법으로는 체중감량이 어렵다.

4) 기타

내분비질환인 갑상선 기능저하, 남성생식선 기능저하, 인슐린 분비과다증, 부신피질 기능항진증이 원인으로 전체 비만의 5% 이내이다.

3 비만의 원인

여기서 비만의 원인으로 다루는 것은 단순성 비만을 말하며 다음과 같은 요인이 작용한다.

1) 유전적 요인

부모가 비만일 때 자녀가 비만이 될 확률은 73%(2/3)정도이며, 부모 중 한쪽이 비만일 때 41.2%(1/2)정도이고, 부모가 모두 비만이 아닐 때에는 9%미만으로, 비만 부모의 자녀가 비만 발생빈도가 훨씬 높은 것을 알 수 있다. 그러나 비만의 발현이 어디까지가 유전에 의한 것이고, 어디까지가 가정의 식습관과 생활환경에 따른 것인지의 구별은 어렵다. 비만은 유전성도 크지만 성장환경, 식습관, 생활습관의 영향도 매우 크다.

2) 운동부족 요인

섭취량과 비교하면 일상생활에서의 활동량이 줄어 상대적인 과잉섭취가 되어 비만이 된다. 현대에는 노동의 기계화, 자동화가 이루어져 산업 노동량의 감소, 가정 작업량감소, 보행량 감소와 더불어 가벼운 일상생활로 기초대사가 저하되어 나타난다.

3) 식습관 요인

다식은 식사 유발성 체열생산저하(Diet Induced Thermogenesis : DIT)를 가져오고, 간식의 고칼로리 섭취는 인슐린 분비증가를 가져와 지방활성을 촉진시킨다. 일상생활에서 간식습관은 섭취에너지 대사를 높이며, 과잉섭취가 되기 쉽고, 체지방을 증가시키게 된다. 특히 야식(night eating)은 생체리듬을 파괴하여 호르몬 분비를 교란하고 인슐린 저항성, 멜라토닌 분비저하를 가져오며, 위장장애 및 수면장애, 면역기능저하를 가져온다. 알콜이나 당분이 많은 과일의 과잉섭취도 비만의 원인이 된다.

4) 스트레스 요인

스트레스는 코티졸과 카테콜라민 이라는 스트레스 호르몬의 분비를 증가시킨다. 즉, 코티졸은 복부지방의 직접적 원인이 되고 부신에서 분비되는 카테콜라민은 심장에 부정맥을 야기한다. 비만자는 생리적 공복감에 관계없이 스트레스 해소를 위해서 음식섭취(당분)를 증가시킨다.

5) 생리적 혹은 외적 요인

활동적인 작업에서 비활동적인 작업으로 전환해도 식습관은 남아있어 과식을 하게 된다. 중년이 되면서 기초대사량의 감소, 심장 혹은 관절질환으로 인한 육체활동의 감소 또는 휴식시간의 증가로 에너지 필요량이 현저히 감소되어도 식사량을 잘 줄이지 않게 되어 나타나게 된다. 과식 뿐 아니라 불규칙한 식사도 비만의 원인이다.

6) 내분비계 이상

시상하부(섭식 및 포만중추)의 종양, 갑상선 기능부전에 의한 기초대사량 저하, 성장 호르몬의 분비감소, 쿠싱증후군(Cushing syndrome), 폐경으로 에스트로겐(estrogen) 분비가 감소되어 피하지방의 합성이 촉진된다.

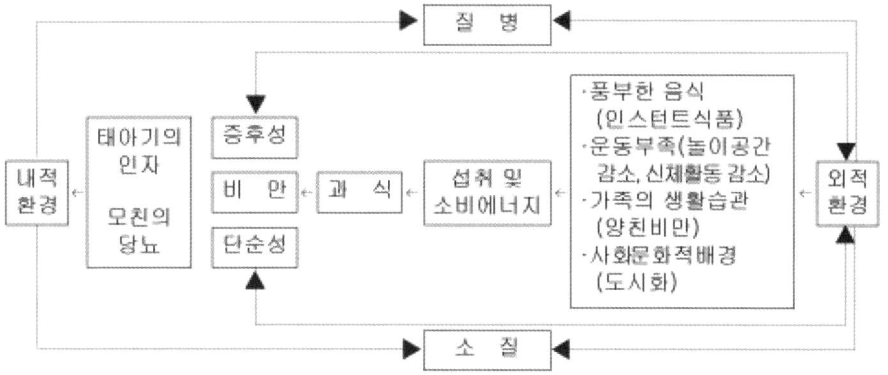

그림 3-2. 비만 원인의 모형

4 비만의 증상

비만의 증상은 비만의 지속기간과 나이 등에 따라 차이가 있다. 즉, 체질량지수가 같은 20대와 40대를 비교하면 당뇨, 고혈압, 심장병 등에 걸릴 위험도가 40대가 3~5배 더 높다.

1) 호흡기계

비만으로 인해 흉곽의 호흡운동과 횡격막의 운동이 제한되어, 숨이 가빠지며, 심한 비만의 경우 폐포 내 환기감소로 체내 이산화탄소의 과잉축적으로 만성피로, 호흡곤란 등이 나타난다.

2) 심혈관계

체내 지방조직이 증가됨에 따라 지방조직에 까지 혈액을 보내기 위해 심장에 과도한 부담을 받게 되며, 비만으로 인한 고혈압, 고지혈증, 동맥경화, 관상동맥질환 및 뇌졸중이 나타난다.

3) 고지혈증

비만이 지방대사에 영향을 주어 혈액 내 지질이 증가하게 된다.

4) 당뇨병

인슐린(insulin)분비의 증가에도 불구하고 간, 근육, 지방조직에서 인슐린 작용에 대한 저항으로 고혈당이 나타난다. 성인 당뇨병은 80~90%가 비만으로 인한 것이며, 체중감소로 치료될 수 있다.

5) 소화기계

소화불량, 복부팽만감, 지방간 등이 나타나며, 비만여성의 경우 담석증 발병 빈도가 높다.

6) 피부계

비만으로 인한 주름진 피부 때문에 피부염, 습진이 생긴다.

7) 관절계

증가된 체중으로 관절에 무리를 주어 요통, 골관절염, 통풍성 관절염이 나타난다.

8) 기타

여성호르몬 에스트로겐(estrogen)의 증가로 불규칙 월경, 월경과다를 초래하고, 자궁암, 유암, 임신중독증의 빈도가 증가한다. 또 정신적 측면에서 외모, 잦은 질병 등으로 일상생활에 지장을 초래하며 대인관계에서도 장애를 갖는다.

5 비만과 합병증

① 순환기질환 : 동맥경화, 고혈압 등의 심혈관질환
② 내분비계 및 대사성 질환 : 당뇨병, 뇌졸중
③ 호흡기질환 : 폐포성환기장애
④ 소화기질환 : 지방간, 담낭질환, 췌장염

⑤ **피부질환 :** 피부염, 피부소양증

⑥ **생식기질환 :** 질염, 외음습진, 월경이상, 불임 등

⑦ **골 · 관절질환 :** 관절염

⑧ **기타 :** 신체가 둔하여 상해가 유발되고 신체관절의 장애와 불쾌지수 상승을 가져온다.

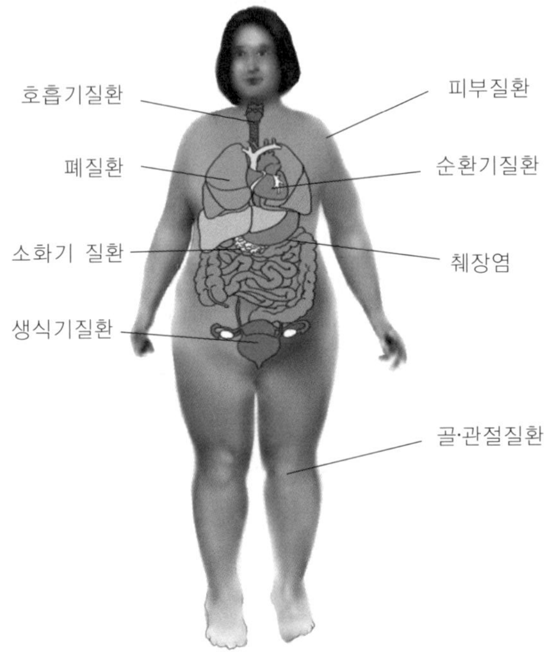

그림 3-3. 비만으로 야기되는 합병증

6 비만의 치료

치료는 비만의 원인이 고칼로리 섭취인지 아니면 내분비나 신경계의 기능이상에 의한 것인지 전문의의 진찰을 받아 원인을 찾은 후 그 원인이 질환에 의한 것이면 전문의에게 치료를 맡기고, 그 외에는 비만자가 체중감소에 대한 강한 희망과 의지를 갖도록 하여 혼자보다는 다른 비만자들과 함께 치료를 실시하는 것이 더욱 효과적이다. 또한 식사의 종류나 양에 대한 영양학적 교육을 실시하며 식이요법과 더불어 운동요법의 중요성을 인지시킨다.

1) 식이요법

식욕과 행복감은 대뇌에서 분비되는 도파민, 노아에피네트린, 세로토닌 등의 신경전달 물질에 의해 결정된다.

비만의 치료에는 식이요법이 첫째 원칙이다. 무리한 식이요법으로 섭취하는 영양소가 부족하면 근육, 골격, 장기 등의 에너지원을 이용함으로 주의해야한다. 특히 심장근육이 손상되면 부정맥이나 심근경색이 발생될 수 있다. 또 체내수분과 전해질 손실로 쇼크, 부정맥, 심장박동 이상으로 사망에 이르기도 한다.

(1) 칼로리

정상인의 1일 칼로리 섭취량은 대개 남자는 약 2,400~3,000kcal, 여자는 약 1,600~2,200kcal 정도이다. 보통 한 달에 3~4kg 정도 줄일 수 있도록 하루 필요 칼로리양에서 800~1,000kca1 정도 부족하게 칼로리양을 조절해야 한다. 체지방 0.45kg을 감량하기 위해서는 3,500~4,000kca1를 소비해야 한다.

(2) 단백질

높은 양질의 단백질(닭 가슴살, 계란 흰자)은 표준체중 1kg당 적어도 0.8~1g이 필요하며, 하루 필요량은 세 끼에 나누어 섭취하는 것이 효과적이며, 전체 필요 칼로리양 중 10~20%가 적당하다.

(3) 탄수화물

섭취를 제한하는 것이 좋으나 하루 최저 100g은 필요하고, 전체 필요 칼로리양 중 55% 정도가 알맞다.

(4) 지방

섭취하는 지방의 질에 주의하여 제한된 전체 필요 칼로리양의 범위 내에서 조절하여야 하는데, 전체 필요 칼로리양 중 30% 정도가 알맞으며 포화지방은 10% 이하가 좋다.

(5) 광물질, 비타민

식이요법에서 특히 주의할 점은 충분한 비타민 섭취이며, 철분이나 칼슘도 부족되지 않도록 한다.

(6) 식생활 방법

소량을 규칙적(1~2시간 오차가 없도록)으로 천천히 먹는 것이 좋고 섬유소가 풍부한 야채류, 해조류, 곡류 등을 많이 섭취한다. 또 인스턴트식품과 지방이 많은 음식은 피하고 음주와 취침 전 음식을 삼가야 한다. 그리고 짜고 매운 음식, 조미료가 많이 들어 있는 음식, 단 음식은 피하는 것이 좋다.

식이요법은 장기간에 걸쳐 지속해야 하며, 체중감량 후에도 그 체중을 유지할 수 있는 식이요법을 해야 하는데 저칼로리 식이요법은 지방감소와 더불어 근육량도 감소되는 것에 유의해야 한다.

2) 운동요법

음식으로부터 얻은 에너지는 음식소화, 휴식기대사, 신체활동으로 에너지를 소모한다(그림 3-4). 이중에서 신체활동의 일부 인 운동은 체중감소에 중요하고 가치 있는 방법이라는 것은 잘 알려져 있으나, 연령이 높을수록 운동에 대해 주의하여 신체

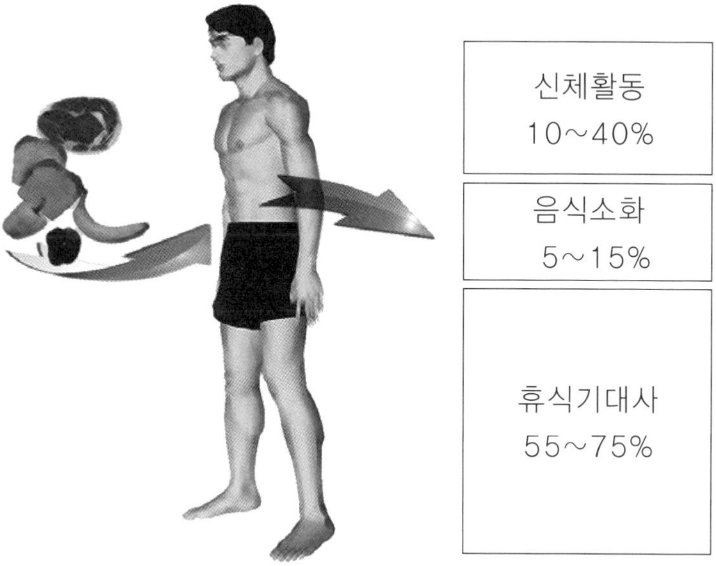

그림 3-4. 전체 에너지의 소모 상태

검사나 운동부하 검사를 받아서 알맞은 운동방법을 선택해야 한다.

(1) 운동의 효과

운동은 에너지소비를 촉진시키고 기초 대사량을 높이며 식욕억제의 단기효과도 얻을 수 있다. 또 먹는 행위에 대한 좋은 대안으로 비만증 환자의 스트레스 해소에 도움이 된다.

대개 운동을 통한 체중감량은 지방질의 감소로 이루어지며 특히 건강에 좋은 비지방질 성분이 증가되어 건강한 체력을 가질 수 있다.

규칙적인 운동 (및 적절한 영양 섭취는) 체지방 감소뿐만 아니라 비만과 관련된 만성 질환으로부터 보호받을 수 있습니다. 또한 "좋은"콜레스테롤로 알려진 고밀도 지단백질 (HDL) 콜레스테롤, 상승 및 저밀도 지질 단백질 (LDL) 또는 "나쁜"콜레스테롤을 낮춘다. 이는 동맥벽에 축적할 수 있는 해로운 플라크의 양을 감소하고 원활하게 흐르는 혈액을 유지토록 한다. 규칙적인 운동은 제2형 당뇨병, 골다공증, 및 특정 암도 방지할 수 있다. 그 밖에도 운동은 기분을 좋게 하고 체중 및 수면의 질을 좋게 한다.

(2) 운동방법

비만증환자의 운동프로그램은 열량섭취제한, 약물치료, 외과치료 및 행동수정을 포함하는 종합적인 체중관리 프로그램의 일부분으로 비만증 환자의 운동처방은 열량소비량에 주안점을 두어야 한다.

운동의 종류는 심폐기능과 근력을 모두 발달시킬 수 있는 운동이 좋고 비만의 정도에 따라 자전거 에르고미터에서 부터 걷기, 러닝, 수영, 볼링 등 다양한 종목이 있으나 운동 중 정형 외과적 상해가 발생하지 않도록 종목선정에 유의해야 한다. 운동강도는 최대운동능력의 50%정도로 처방하고 운동시간은 30~60분 정도로 체중에 기초하여 주당 약 1,750kcal의 열량감소를 목표로 시간과 종목을 선정하고 점차로 최대 운동능력의 60~70%정도 증가 시킬 수 있다(표 3-1).

표 3-1. 운동량에 따른 소모 칼로리(체중60kg기준)

운동량	걷기 85분	런닝 55분	수영 45분	볼링 40분
소모kcal	408	400	420	405

체중감량은 피로와 과사용이 초래되지 않을 정도인 하루 500kcal이하 운동으로 체중감량이 주당 1kg이 초과하지 않도록 결정하고, 체력수준이 향상되고 체중이 감소하면 운동처방을 수정하여 적정 열량소비량을 유지하도록 한다.

또한 운동요법과 함께 일상생활을 열량소비가 많은 방식으로 바꾸도록 하고 작업, 사회활동, 여가활동 중에 신체활동을 많이 포함시키도록 한다.

특히 체중관리 프로그램은 장기적인 실행이 중요하므로 운동효과에 대한 이해와 체중감량보다 체중유지가 더 힘들다는 사실을 명심해야 한다.

3) 약물요법

약물요법으로 쓰이는 것에는 식욕억제제와 호르몬제 등이 있다.

(1) 식욕억제제

일반적으로 암페타민 계통이 쓰이는데 이것은 뇌 속의 포만중추를 자극해 식욕을 억제하는 것으로 특히 초기 감식으로 인한 고통이 클 때 수주간 사용하면 효과가 있다. 그러나 장기간 사용하면 신경을 흥분시켜 혈압상승, 신경과민, 불면증, 복통, 현기증 등을 야기할 수 있다.

(2) 호르몬제제

갑상선제제가 널리 사용되나 이런 약품은 갑상선 기능저하증이 확실한 환자에게만 써야한다.

흔히 일부에서 사용하는 이뇨제, 설사제, 섬유질제제는 탈수증과 영양결핍을 초래하므로 피해야한다.

7 예 방

예방은 유아기에서부터 성인기까지 지속적으로 노력해야 한다.

① 올바르고 규칙적인 식습관을 갖는다.
② 만복감(20분)을 느끼게 천천히 균형 잡힌 영양섭취를 한다.
③ 개인에 적합한 운동을 1주일에 3~5일, 하루 30~60분 정도를 실시한다.
④ 일상생활에서 신체 활동량이 많아지도록 습관을 수정한다.
⑤ 비만과 관련된 당뇨병, 고혈압, 동맥경화 등의 예방과 치료에 역점을 둔다.

제 4 장 심혈관질환과 운동

1. 동맥경화증
2. 협심증 및 심근경색증
3. 뇌졸중
4. 식이요법
5. 운동요법
6. 약물요법
7. 특수요법
8. 예방

심혈관질환(cardiovascular disease; CVD)은 심장 및 혈관에 발생하는 질환을 총칭하는 것으로, 전 세계적으로 높은 이환율과 사망률을 나타내고 있다. 우리나라에서도 높은 사망률을 보이고 있으며, 60세 이상에서의 수명은 심혈관질환과 암이 지대한 영향을 미친다.

1 동맥경화증(arteriosclerosis)

동맥경화증이란 동맥의 내벽이 두꺼워지면서 탄력을 잃은 상태를 말하는 것으로 내벽이 두꺼워짐으로 인해 내경이 좁아지게 된다. 실제 혈관에 병변이 생기면 혈관벽이 딱딱해질 수도 있고 또는 혈관벽이 약화되어 확장될 수도 있다. 이런 현상이 관상동맥에 나타나면 협심증과 심근경색을 일으키고, 뇌혈관에 나타나면 뇌혈전증, 뇌동맥에 나타나면 뇌졸중, 신장으로 가는 혈관에 나타나면 신장혈관성 고혈압 등을 일으킨다.

1) 동맥경화의 종류

동맥경화의 종류에는 죽상동맥경화(아테롬 경화)와 세동맥경화(혈관괴사성 동맥경화)가 있다.

(1) 죽상동맥경화(atherosclerosis)

대동맥이나 비교적 굵은 동맥에서 볼 수 있는 경화로 발생과정은 다양한 원인으로 혈관내피세포가 손상되면 염증세포와 저밀도 지단백 콜레스테롤이 혈관벽을 뚫고 혈관내벽에서 염증세포와 죽상동맥경화증을 야기한다. 이러한 죽종은 쉽게 균열이나 파열이 되면서 죽종내부물질과 혈액응고인자(blood coagulation)가 작용하여 급성 혈전을 만들어 뇌, 심장에 급성질환을 야기한다.

(2) 세동맥경화

직경 100~200μ정도의 가는 세동맥에 괴사와 동맥류가 생기는 동맥경화로 뇌, 신장, 눈의 망막 등에 생기기 쉬운 경화이다. 고혈압이 장기간 계속되고 있는 사람에게 발생하기 쉬우며, 식염의 과잉섭취 및 단백질, 지방이 부족한 식생활을 계속한 경우 세동맥경화가 진행된다.

2) 원인

동맥경화의 발생과 진행은 체질과 연령에 따른 동맥의 노화가 주요 원인이지만, 여기에 유전적요인 외에 특정물질이나 질병은 혈관내피세포에 손상을 잘 일으켜 동맥경화의 발생과 진행이 더욱 빨라진다.

(1) 고혈압

고혈압이 있으면 동맥내벽에 끊임없이 높은 압력으로 혈관내피세포에 자극을 주어 혈관내피세포 손상이 발생되고 혈액성분이 내막에 침투하여 대나무마디와 비슷한 모양의 죽종(atheroma, 묽은 죽의 희랍어)이 생기게 된다. 또 세동맥이 경련, 수축하기 때문에 세동맥이 꽈리처럼 부풀어 오르는 소동맥류가 발생하게 되어 죽상동맥경화나 세동맥경화의 병변이 발생하기 쉽다.

(2) 고지혈증

체내에 존재하는 4종류 지방질의 양은 400~800mg/dℓ이며, 이 4종류 각각의 지방치가 높은 상태를 고지혈증이라 한다. 여기에는 콜레스테롤의 양이 많은 형, 중성지방이 많은 형, 둘다 많은 형, 카이로마이크론(지단백질의 일종)이 많은 4가지 유형이 있다. 콜레스테롤의 정상치는 130~220mg/dℓ로, 수치가 이보다 높으면 고콜레스테롤증이라 한다. 저밀도지단백에 포함되어 있는 콜레스테롤 (LDL-cholesterol)이 산화되면 산화된 저밀도 지단백의 콜레스테롤이 혈관내피세포의 기능장애와 손상을 일으킨다.

중성지방의 정상치는 30~150mg/dℓ로 이보다 수치가 높은 것을 고중성지방혈증이라 하며, 고중성지방혈증인 사람은 동맥경화를 예방하는 고밀도지단백(high density lipoprotein, HDL) 콜레스테롤의 수치가 낮은 경우가 많고 당뇨병이나 비만의 합병증을 일으키며, 요산치도 높아져 동맥경화의 발생위험이 더 크다.

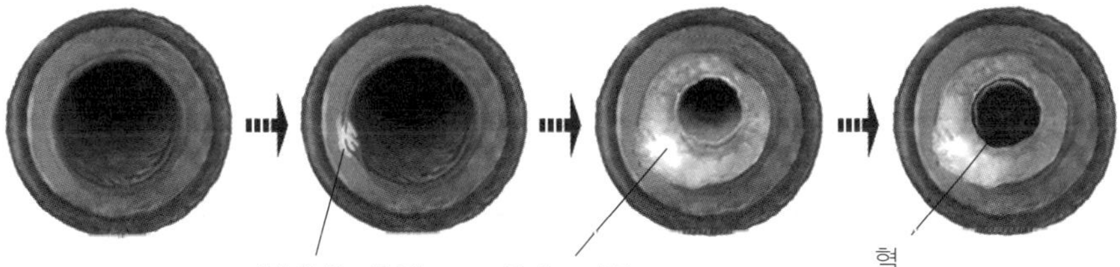

그림 4-1. 동맥경화증의 진행단계

(3) 흡연

흡연으로 흡입된 일산화탄소는 동맥내피세포에 손상을 유발하여 그 손상 부위를 통해 동맥내막으로 지방물질을 스며들게 한다. 또 혈소판 흡착과 동맥경화 진행을 촉진시킬 뿐만 아니라, 이미 증상이 있을 때 흡연을 하게 되면 말초혈관을 수축시켜 혈류가 더욱 저하된다. 또 혈관수축물질(epinephrine)을 분비시켜 혈관경련을 초래하여 협심증 흉통과 심근경색의 원인이 되고, 혈소판응집력도 상승시키고 혈액응고도 항진시켜 협착된 동맥부위의 혈전을 유발하므로 치명적일 수 있다.

(4) 당뇨병

당뇨병이 있으면 당대사 이상은 물론 지질대사의 이상으로 혈중 지단백이 높아지게 되며 인슐린저항성과 혈중 인슐린농도가 상승되어 동맥경화가 발생되고 진행도 빠르다. 당뇨병 사망자의 사인을 조사해보면 심장과 뇌혈관 장애에 의한 것이 약 70%에 이르며, 심근경색 사망자를 조사해보면 당뇨병이 있으면 발병률이 2~3배 더 높다.

(5) 운동부족

운동부족 상태가 계속되면 중성지방치가 높아지고 동맥경화를 예방하는 HDL콜레스테롤치가 낮아질 뿐 아니라 몸이 비만해져 동맥경화가 발생된다.

(6) 술, 커피, 설탕

소량의 음주는 HDL 콜레스테롤 수치를 높여주나, 다량의 음주는 중성지방치를 높이고 뇌졸중 발병률도 높인다. 커피는 하루에 6잔 이상 마시면 협심증, 심근경색 발생률이 증가하며 설탕은 하루 30g 이상 섭취 시 중성지방치가 높아지고, 당분이 많은 과일의 과잉섭취도 같은 효과를 나타낸다.

(7) 고요산혈증

요산은 체내에서 단백질 분해과정의 산물로 혈액 내에 요산이 많은 상태를 고요산혈증이라 한다. 이 요산의 결정은 동맥내벽에 모이면 동맥내막을 손상시켜 동맥경화 발생을 촉진시킨다. 요산이 관절 안에 괴어 결정화되고 주위조직을 파괴하여 관절에 심한 통증을 일으키는 것을 통풍(gaut)이라 한다. 통풍이 되면 허혈성질환의 발생률이 높아지고 동맥경화증의 위험인자인 고지혈증도 발생한다.

(8) 스트레스 및 성격

계속적인 스트레스는 부신(adrenal glands)에서 분비되는 아드레날린(adrenaline : fear-hormone)의 작용으로 동맥경화의 위험인자인 고혈압, 고지혈증, 당뇨병을 유발하기 쉽다. 또 공격성과 야심이 강한 성격의 소유자가 온화한 성격의 소유자보다 스트레스로 인한 혈압상승을 유발시킬 확률이 더 높다.

3) 증상

동맥경화증이 생기면 경한 증상으로는 장기에 혈액공급이 부족하여 허혈증상이 생기나, 거칠어지고 좁아진 혈관에 혈전이 생기면 혈액공급이 완전히 차단되어 장기의 경색과 괴사가 나타나게 된다. 우리가 주로 말하는 동맥경화는 죽상동맥경화로, 이 죽상동맥경화가 진행되어 내강이 완전히 막히면 혈류가 완전히 정지되고 장기와 조직은 괴사상태에 빠져 그 기능을 상실한다.

이러한 현상이 뇌에 혈액을 공급하는 뇌동맥에서 발생하면 뇌졸중(뇌출혈, 뇌경색), 심장근에 혈액을 공급하는 관상동맥에 발생하면 협심증, 심근경색이 일어나게 된다. 뇌동맥경화가 진행되면 기억력 감퇴, 성격변화, 운동능력의 저하, 판단력의 저하가 나타나며 대동맥경화 시 심장부에 가벼운 통증이 나타나며 대동맥류가 생길 수 있다. 신동맥 경화 시 소변이상, 부종, 다뇨 등이 나타나며 신장혈관성 고혈압을 더 항진시켜 요독증, 신위축(신경화증)이 발생한다. 하지동맥에 경화가 진행되면 간헐성 보행곤란증 등의 증상이 나타난다.

2 협심증 및 심근경색증 (angina pectoris & myocardial infarction)

심장근육을 유지하는 데에는 적절한 영양공급과 산소가 필요하다. 심장근에 혈액을 보내는 3가닥 동맥을 관상동맥이라고 하는데, 신체의 다른 동맥과 마찬가지로 정상인의 심장동맥은 안쪽내벽이 매끈하고 막힌 것 없이 혈액의 흐름이 원활하나, 동맥경화 환자에게서는 동맥내벽에 콜레스테롤, 중성지방 등의 물질이 쌓여 동맥내강이 좁아지거나 막혀 혈액흐름에 방해를 주게 된다. 그래서 혈액이 심근으로 필요한 만큼 통하지 못하면 협심증 증상이 나타나거나 심근경색증이 발생되어 심근이 심하게 손상된다.

협심증과 심근 경색증의 위험인자로는 고령, 흡연, 또는 간접흡연, 고혈압, 당뇨, 비만, 운동부족 등이 있다.

1) 원인

(1) 협심증

협심증의 주요 원인은 관상동맥경화이며, 매독, 대동맥염증후군으로 관상동맥에 염증이 생겨 동맥내강의 협착이 일어나서 생길 수 있다. 또 대동맥판폐쇄부전이나 대동맥판협착으로 관상동맥으로의 혈액량이 상대적으로 저하되어 나타나게 된다.

협심증의 종류로는 안정형 협심증, 불안정형 협심증, 변이형(이형성)협심증 등이 있다.

(2) 심근경색증

심근경색증도 대부분이 동맥경화가 원인이며 관상동맥 내강에 침착된 죽종이 터져 혈관을 막거나 혈관의 섬유화로 내강이 막히게 된다. 또 혈전이나 동맥의 평활근의 계속적인 연축으로 심근경색을 일으킬 수 있다.

2) 증상

(1) 협심증

관상동맥질환으로 심장근육이 일시적 빈혈상태에 빠져 흉골 밑이 조여드는 듯, 쥐어짜는 듯이 아프며 간혹 목이나 턱, 왼팔 안쪽에도 흉통과 함께 식은땀이 나거나 숨이 찬다. 이때 심한 통증은 안정을 취하면 30분 이내에 혈액공급이 재개되어 통증은 없어진다. 대개 흉통은 1분에서 15분까지 지속되는데 수 초간 혹은 20분 이상 통증이 지속되면 협심증이 아닐 가능성이 많다. 이것은 육체적 활동 중에 일어나며 화를 내거나 흥분, 포식한 후 흔히 증상이 나타나거나 악화된다.

(2) 심근경색증

관상동맥의 일부 또는 전부가 완전히 막혀서 협심증의 통증보다 더 심하고, 20~30분정도 오래 지속되며 좀처럼 사라지지 않는다. 이 통증은 너무 심하여 모르핀처럼 강한 진통제를 써야 하는데, 심하면 심장전체에 걸쳐 심근경색이 일어나 사망한다. 그 외 심부전, 심원성 쇼크, 부정맥 등의 합병증이 생기는 일이 많아 협심통과 같은 합병증 증세가 함께 발생한다.

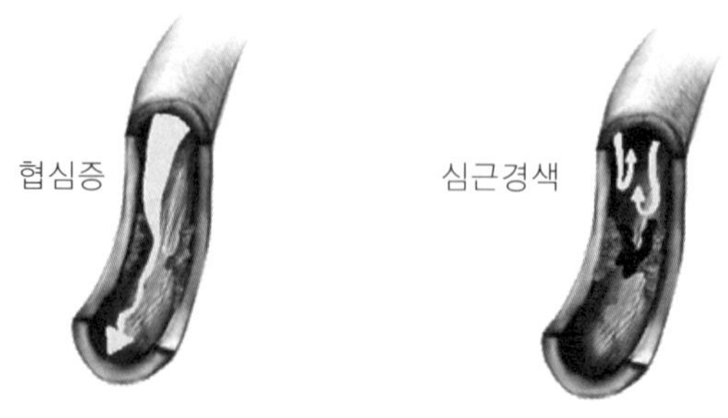

그림 4-2. 협심증과 심근경색증

3) 검사와 진단

(1) 문진

환자의 습관, 기호, 가족력, 현재 상태 등의 내용을 상세히 물어보고, 호흡곤란, 흉통, 심계항진, 부종이 있는지에 대해서도 알아본다.

(2) 진찰

시진, 촉진, 청진으로 관찰하고 특히 청진으로 심장고동 소리에 어떤 이상이 있는지를 알아본다.

(3) 흉부 X선 검사

심장의 전체적 윤곽으로 심장이 커졌는지, 대동맥 · 폐동맥이 부었는지, 심부전증으로 폐나 늑막에 물이 차 있는지 등을 관찰한다.

(4) 심전도

안정 시 심전도는 협심증, 심근경색증 뿐 아니라 심근부정맥, 심근비대증을 진단하는데 큰 도움을 준다.

(5) 혈액검사

기본 혈액검사인 이화학검사 뿐 아니라 특수목적으로 심근경색증의 급성기에 심근효소치를 측정하여 치료과정에서도 심근효소치나 전해질, 콜레스테롤의 수치를 파악한다.

(6) 생활심전도

홀터 모니터를 몸에 지니고 다니면서 24시간 동안의 심장 박동을 기록하는 것으로 간헐적으로 나타나는 부정맥, 협심증 등의 심전도 변화를 진단하는데 큰 도움을 준다.

(7) 운동부하 심전도

협심증 증세는 대개 운동을 할 때, 즉 심근의 산소 요구량이 증가할 때 나타나므로 자전거 에르고미터나 트레드밀을 이용하여 단계적인 운동을 부하하여 심전도의 변화를 관찰할 수 있다.

(8) 방사성 동위원소

탈리움(thallium) 같은 방사성 동위원소를 정맥주사하면 심근의 허혈부위에는 들어가지 못하고 정상심근에만 분포되므로, 감마선 카메라로 심장 사진을 찍어 허혈(협심증)부위를 알 수 있다.

(9) 심장 초음파검사

초음파로 심장외부, 내부의 구조적 이상을 알아낸다.

(10) 심혈관조영술

가느다란 카테타를 팔이나 다리의 혈관을 통해 심장내부에 밀어 넣은 다음 원하는 부위에 조영제를 투입하여 X선 촬영을 하는 것으로, 심장내부 혹은 관상동맥의 구조적 변화를 진단하는데 가장 효과적인 검사이다. 특히 관상동맥 조영술은 동맥경화에 의한 협착을 가장 정확히 볼 수 있는 검사이다.

4) 치료

(1) 협심증의 치료

① 발작예방

협심증 환자는 대개 자신이 어느 정도 일이나 운동을 할 때 발작이 오는지, 어느 정도 술을 마시거나 담배를 피우거나, 과식을 하면 발작이 오는지를 아는 경우가 많으므로 스스로 조절해야 한다.

② 발작처치

니트로글리세린(nitroglycerin)정을 혀 밑에 넣고 녹여 발작경련을 가라앉힌다.

③ 약물요법

평소에 약을 복용하면 발작을 최소한으로 줄이거나 완전히 조절할 수 있다. 주로 니트로글리세린의 유사제제는 작용시간이 긴 아이소딜, 니코라닐 등이며 베타수용기 차단제, 칼슘길항제, 아스피린제제 등도 같이 쓰면 서로 보완적 효과가 있다.

(2) 심근경색증의 치료

① 통증의 완화

가슴의 통증이 계속되는 한 심근의 허혈성괴사가 진행되고 있다고 보아야 하므로, 모르핀 같은 강력한 진통제를 써야 한다.

② 산소의 공급

허혈성괴사를 완화하려면 마스크나 카테타로 산소를 투입해야 하며, 호흡마비의 기미가 보이면 기도 튜브를 삽입해야 한다.

③ 부정맥의 치료

초기의 심실부정맥은 치명적인 심실빈박 및 심실세동(흔히 심장마비)을 유발하므로 리도카인 등을 정맥 주사하여 심실부정맥을 초기에 억제한다.

④ 심부전증의 치료

심근경색이 생기면 심장수축력이 크게 약화되어 혈압이 떨어지고 폐부종이 생긴다. 또 혈액순환이 잘 안되어 안색이 창백해지고 식은땀이 나며 기운이 없는 심부전증 증세가 오며 심하면 사망을 초래한다.

⑤ 약물요법

혈압유지를 위한 약물치료, 심근수축강화제 등을 사용하고, 급성 심근경색의 국소적 직접원인인 혈전을 빨리 녹일 수 있는 유로카나제 등의 혈전용해제를 관상동맥에 직접 투여하거나 정맥주사로 대량 투입하여 질식 상태의 심근부위를 소생시켜야 한다.

⑥ 자가 처치법

심근경색을 자각한 즉시 깊게 숨을 들이쉬고 가슴 깊은 곳에서 침을 끌어올리는 느낌으로 기침을 실시한다. 이때 심호흡과 기침은 2초 간격으로 의식이 있을 때까지 계속해야 한다.

(3) 외과적 수술요법

① 관상동맥 우회술

협심증과 심근경색증에 다 적용하는 수술로 좁아지거나 막힌 관상동맥을 건너뛰는 우회로를 만드는 수술이다. 주로 대퇴부의 정맥을 떼어 우회 혈관으로 사용하게 된다. 수술 후에도 식이요법, 약물요법 등을 지속적으로 받아야 하며 흡연은 수술 후 예후에 가장 나쁜 영향을 미친다.

② 풍선확장술(스텐트삽입술)

이 치료기술은 1978년 스위스의 그룬치히박사가 개발한 획기적 방법으로 끝에 쪼그린 풍선이 달린 가느다란 스텐트를 관상동맥 협착 부위에 밀어 넣고 풍선을 팽창시켜 좁아진 내강을 넓혀 주는 시술로 관상동맥조영을 행한 사람 중 불과 10%만 적용되며 재협착 가능성이 10% 정도이다.

③ 심실류의 수술

심근경색증에 적용되는 수술로, 괴사부분의 심근은 시간이 경과하면 막과 같이 얇아져 심실이 수축하여 혈액을 내보낼 때 내압을 견디지 못하고 그 부분이 부풀어 올라 그 때문에 심실밖으로 혈액을 충분히 내보내지 못하는 것이 심실류이다. 이것은 심부전을 악화시켜 위험한 심실성 부정맥을 유발하기 쉽고, 최악의 경우 심장마비의 위험이 있다. 이 경우 심실류 부분을 절제하고 건강한 심근 부분을 끌어당겨 봉합하는 수술을 시행한다.

5) 예방

미국 심장협회는 관상동맥질환을 아래와 같은 지침을 제시하며 위험인자와 발병률은 표 (4-1, 2)와 같다.

표 4-1. 관상동맥 질환 위험인자와 점수

위험인자		수 치	점 수
나이	남 자	30	-3
		74	19
	여 자	30	-12
		74	11
총콜레스테롤		151 330	-3 6
HDL 콜레스테롤		26 65	7 -3
최고혈압		120 180	0 6
흡 연		한 갑	4
당 뇨		남 자 여 자	3 6
심전도		비 후	9

자료 : 미국심장학회

표 4-2. 관상동맥질환의 위험인자 점수와 발생률

총 점	5년	10년
5	1%	3%
10	2%	6%
20	8%	18%
30	22%	38%

자료 : 미국심장학회

① 혈청내의 콜레스테롤과 중성지방 농도를 낮춘다.

② 식이 및 약물치료를 통해 혈압을 조절한다.

③ 금연을 실시한다. 특히 고지혈증환자의 흡연은 더욱 심각하므로 반드시 금연한다.

④ 적절한 칼로리 섭취로 이상체중을 유지한다. 즉 콜레스테롤 섭취량을 300㎎이

하로 줄이고 총칼로리 중에서 지방이 차지하는 비율을 30% 이하로 줄인다. 이 중에서 포화지방은 10%로 줄이고 불포화지방을 20% 이상으로 높인다.

⑤ 적절한 운동을 실시하여 이상체중은 물론 HDL수치를 높여준다.

⑥ 당뇨병 환자에게 허혈성심질환, 뇌혈관 및 말초혈관질환이 증가하므로 당뇨병 치료에 만전을 기한다.

⑦ 저용량 아스피린(아세틸살리실산)을 하루 한 알 복용한다. 아스피린의 장기복용은 혈소판 응집을 차단하여 혈전형성을 억제하므로 심혈관질환의 예방효과가 크다.

3 뇌졸중(cerebral apoplexy)

뇌졸중은 일반적으로는 뇌혈관에 혈전, 색전, 출혈, 동맥류 파열(그림 4-3) 등으로 순환장애가 일어나 갑자기 의식장애와 함께 신체마비를 일으키는 뇌혈관 질환의 총칭이다. 일단 발병하면 대개 후유증이 상존하므로 예방에 주안점을 두어야 한다.

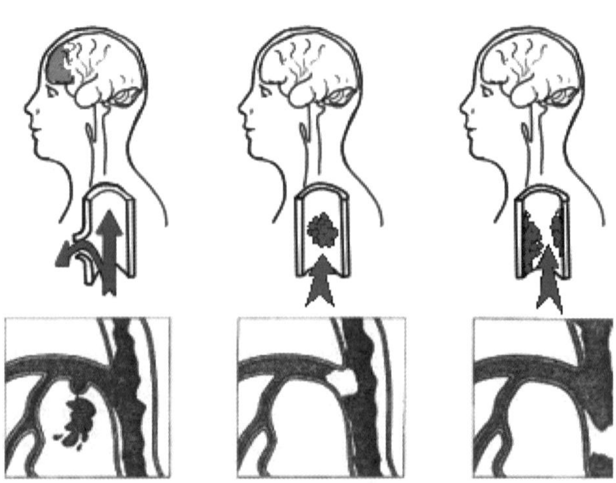

그림 4-3. 뇌졸중의 원인

1) 뇌졸중의 분류

뇌졸중은 크게 뇌경색, 뇌출혈로 나누며, 뇌혈전증, 뇌색전증, 뇌실질내출혈, 지주막하출혈로 세분된다.

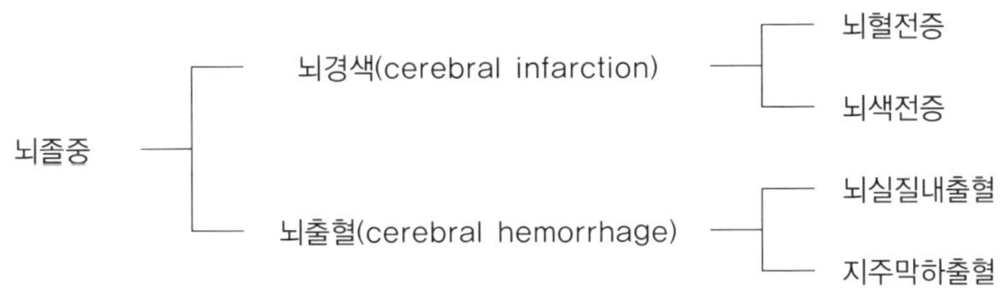

그림 4-4. 뇌졸중의 분류

(1) 뇌경색

혈전이나 색전 등으로 뇌혈관이 막혀 혈액이 통하지 못하는 허혈성 뇌졸중으로 그 부위가 괴사되면서 뇌기능을 상실하며 뇌혈전증과 뇌색전증으로 나눈다.

① 뇌혈전증

굵은 뇌혈관에 동맥경화가 진행되어 발생되는 것으로 주로 경동맥과 중대뇌동맥, 추골동맥 등에서 잘 발병된다.

② 뇌색전증

색전은 주로 심장에서 떨어져 나온 덩어리들이 뇌혈관을 막아서 발생되며 관련 있는 심질환으로 심방세동, 급성심근경색, 좌심실류, 류마티스성 심질환, 인공판막증 등이 있다.

(2) 뇌출혈

주로 고혈압 등으로 혈관이 터져서 혈액이 뇌속에 모여 뇌조직을 압박하는 것으로 뇌실질내출혈과 지주막하출혈이 있다.

① 뇌실질내출혈

주원인은 고혈압이며 이외에도 동맥류의 파열, 동정맥 혈관기형, 파열등으로 야기된다.

② 지주막하출혈

주원인은 동맥류의 파열에 의해 발생하며 혈관연축과 재출혈이 자주 일어난다.

2) 뇌졸중의 원인

연령, 고혈압, 동맥경화, 흡연, 비만, 운동부족, 과로, 과음, 스트레스 등이 위험인자들이며 특히 여성의 경우 피임호르몬제가 혈전을 형성하여 뇌졸중 발생을 증가시킨다.

(1) 뇌경색

① 뇌혈전증(cerebral thrombosis)

뇌혈전증은 뇌혈관에 혈전이나 뇌동맥경화증, 죽상동맥경화가 생겨 궤양을 형성하는 곳에 노출된 콜라겐과 혈소판이 응집을 일으킴으로써 혈전이 형성된다. 그 외 매독, 뇌막염, 뇌염, 뇌종양, 탈수상태 등도 그 원인이 될 수 있다.

② 뇌색전증(cerebral embolism)

뇌색전증은 뇌혈관 자체의 변화보다는 뇌혈관 밖에서 흘러 들어온 색전이 뇌혈관을 막아서 생긴다. 색전의 출처는 주로 심장이며 박테리아성 심내막염이나 심판막증 등과 같은 감염증에서 유래되어 나온 작은 파편이 뇌동맥안으로 들어와 직경이 비슷한 동맥을 막아서 뇌색전을 일으키기도 한다. 또 경부동맥의 죽상경화 부분에서 떨어져 나온 응혈이나 뇌동맥의 혈전형성 부위의 경화편이 떨어져 나와 더 가는 뇌동맥을 막아서 뇌색전을 일으킬 수 있다.

뇌색전은 흔히 심장병의 합병증으로 나타나는 것으로 불규칙하고 박동이 약하면 심방에서 혈액을 완전히 내보내지 못하여 혈류가 느리게 되므로 응혈을 형성하기 쉽다.

(2) 뇌출혈

① 뇌실질내출혈(intracerebral hemorrhage)

뇌출혈의 원인은 동맥경화성 고혈압, 동맥류, 혈관종, 외상, 종양, 세균성 혈전증 및 혈관성, 전신성 질환 등이며 주로 고혈압과 뇌혈관 괴사가 모두 있어야 생기게 된다. 이러한 출혈은 뇌실질내에서 혈종을 형성할 수도 있고, 뇌실계로 퍼져 지주막하강 출혈을 초래하기도 한다.

동맥경화성 고혈압 출혈은 노년기 뇌출혈의 가장 중요한 원인이다. 고혈압이나 뇌혈관괴사가 없어도 뇌출혈을 일으키는 경우는 두부 외상이 가장 큰 원인이고 뇌혈관의 기형, 혈액성상의 변화, 출혈성 질환, 출혈을 조장하는 약물사용 등이다.

② 지주막하출혈(subarachnoid hemorrhage)

지주막하출혈은 대부분 선천적 동맥류나 혈관기형에 의해 발생하는데, 주로 젊은 층에서 많이 볼 수 있다 유발요인으로는 고혈압, 힘을 많이 주는 행동, 흥분성교, 배변, 재채기 등이 있다. 특히, 지주막하출혈은 일상생활 중에 변비가 심한사람이 힘주어 배변을 하거나 무거운 짐을 드는 등 갑작스럽게 혈압이나 복압을 올리는 경우에 발생된다. 지주막하출혈에서는 뇌출혈과는 달리 혈관연축과 재출혈이 매우 자주 일어나지만, 회복이 된 후에는 운동마비 등과 같은 후유증이 거의 없다.

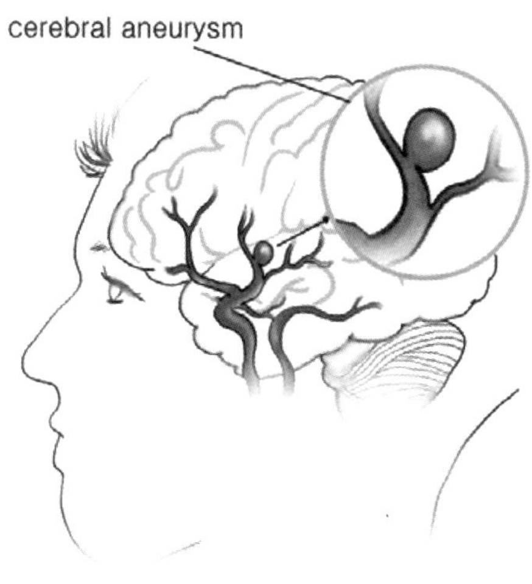

그림 4-5 . 뇌동맥류(혈관의 부풀어오름)

3) 뇌졸중의 증상

뇌졸중 증상은 원인에 따라 각기 다르고 그 부위에 따라 다양하지만 일반적으로 장애부위의 반대편으로 장애가 나타난다. 즉 갑자기 몸의 한쪽부위의 반신불수, 현기증, 시력장애, 언어장애, 심한두통, 무기력, 얼굴 · 팔 · 다리마비 등의 신경증상을 보이고 진행속도도 비교적 빨라서 몇초, 몇분, 몇시간, 길어야 수일 내에 장애가 나타나는 특징을 보인다(그림 4-6).

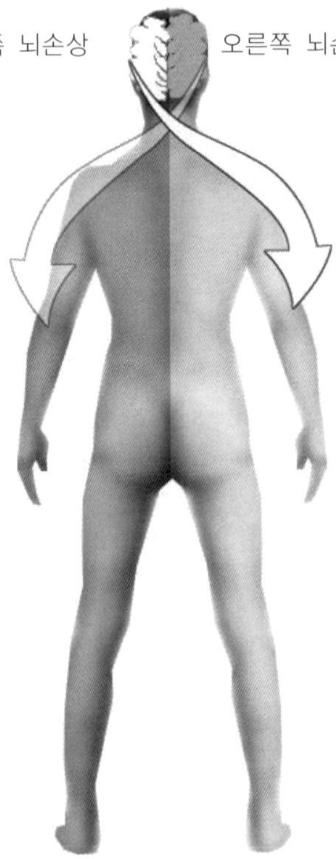

그림 4-6. 손상부위에 따른 장애

(1) 뇌경색

① 뇌혈전증

뇌혈전은 뇌혈관증후군 뿐 아니라 뇌의 깊은 곳에 소경색을 보이는 수도 많다. 이런 소경색이 내막에 생기면 지각장애를 수반하지 않는 편마비, 시상에서는 반측지각장애, 중뇌에서는 편마비, 교에서는 편마비도 일어나지만 구음장애와 손가락의 섬세한 운동이 안되는 증상이 나타난다. 대체로 하나하나의 발작증상은 빠르게 거의 완전히 회복되나 소경색이 많이 생기면 보행장애는 물론 언어장애와 연하장애 등을 초래하여 치매증상을 보이기도 한다.

뇌경색이 뇌의 한군데가 아니라 여러 부위에 생기면 인격의 변화는 물론 바보스러워지는 다발경색치매증 또는 뇌혈관성치매증이 나타난다. 이것은 60세 이상의 노인에게서 뇌혈전이 여러 번에 걸쳐 반복되고 악화되는 경우를 흔히 보는데 파킨슨증후나 실조증 및 언어장애를 동반하는 수가 많다.

② 뇌색전증

뇌혈전의 증상과 비슷하며 심장질환이 있는 환자나 심장수술 후의 젊은이에서도 잘 생기며, 그 경과가 보다 빠르다. 보통 수초내지 1분 이내에 증상이 완성되는 수가 많고 약 30%에서는 출혈성 경색을 일으킨다.

발생빈도는 뇌혈전이 뇌졸중의 60~70%를 차지하는데 비해 뇌색전증은 5% 정도이다. 발생부위도 기저핵에는 드물고 피질쪽에 생기기 쉽다. 큰 색전과는 달리 혈소판혈전에 의한 작은 색전과 그로인한 혈관폐색은 뇌경색을 일으키지 않는 경우가 대부분이나 망막에 있어서 때로는 영구적인 폐색을 초래하기도 한다. 뇌색전증의 임상적 증상은 뇌혈전증에서와 같다.

(2) 뇌출혈

① 뇌실질내출혈

뇌출혈은 하나이상의 작은 혈관에서 나타나기 쉽고 출혈부위에 따라 나타나는 증상이 다르다. 초기에는 갑자기 심한 두통, 구토 등이 흔히 수반되고 활동시기인 낮에 갑자기 발작을 일으켜 혼수, 편마비 또는 사지마비를 보이며 50~60대에 잘 나타난다.

② 지주막하출혈

전구증상으로는 발작, 하루 · 이틀전 두통과 어지럼증, 시야가 뿌옇게 되는 수가 많다. 대부분 심한 두통으로 발작이 시작되는데 흔히 의식장애와 경부통, 구토증을 수반하고 경련이나 중등도의 발열이 나타날 수도 있다. 지주막하출혈은 특히 급성기 1~2주내에 재출혈이 많이 발생하고 뇌혈관의 연축을 일으켜 뇌결손증상이 자주 나타나므로 절대안정과 초기에 수술을 하는 것이 좋다.

4) 검사와 진단

(1) 병력 및 문진

뇌졸중은 일차성으로 오는 경우는 극히 적고 대부분이 고혈압, 당뇨병, 동맥경화증, 심장병 등의 합병증으로 오는 경우가 많으므로 과거 병력이 원인규명에 많은 도움이 된다.

(2) 일반검사

고혈압, 당뇨병, 동맥경화증, 고지혈증 진단에 필요한 기본 혈액검사와 흉부 X선 검사, 심전도를 시행하여 심장상태를 간접적으로 알아보고, 두개골 및 경추부 X선 검사로 뇌의 이상이나 혈관압박이 있는지 본다.

(3) 의학적 검사 및 신경학적 검사

혈압, 맥박을 측정하여 고혈압, 부정맥을 확인하고 청진을 통해 심잡음이 있는지를 알아보며, 신경학적 검사로 환자의 의식상태, 뇌신경 기능 유무, 마비 및 감각이상 유무, 건반사 상태를 관찰하여 병변이 어느 부위에 위치하는지를 확인한다.

(4) 신경영상검사

① 뇌컴퓨터단층촬영(brain CT)

뇌출혈의 초기에 확진검사로 이용되고 촬영시간이 짧고 비용도 저렴하므로 추적검사에 이용되나 뇌경색의 경우 초기진단에는 정확하지 않다.

② 뇌자기공명촬영(brain MRI)

뇌를 가장 정확하게 관찰할 수 있는 검사법으로 뇌출혈보다는 뇌경색진단에 더 도움이 된다. 요즘은 위험이 따르는 혈판조영술 대신에 사용하나 그 정확도는 떨어진다.

③ 뇌혈관조영술(cerebral angiography)

동맥류, 동정맥 혈관기형, 동맥경화 등의 뇌혈관 이상을 가장 정확히 볼 수 있는 검사법이다.

④ 심초음파(echocardiography)

뇌색전증의 가장 큰 원인인 심질환을 검사하는데 이용된다.

⑤ 경두개도플러초음파(TCD)

급성뇌경색 환자의 혈관폐색 여부를 파악하는 검사이며 치료과정에서 뇌혈관의 추적검사로도 이용된다.

5) 치료

뇌졸중의 치료는 그 임상효과에 있어 완전한 치유를 기대하기 어렵고 생명을 구한다 해도 반신불수나 언어장애가 나타나므로 뇌졸중 증세가 나타나면 신속하게 응급실로 옮겨 발병시간과 상황을 말해야 한다.

(1) 일반적 치료

뇌졸중의 급성기에는 환자의 절대안정을 요하며 검사와 관찰을 통해 증세의 악화 유무, 합병증 유무를 확인하여 적절한 치료를 해야 한다. 주로 문제되는 합병증은 연하장애로 인한 흡인성폐렴(aspiration pneumonia), 심근경색, 부정맥 등의 심장장애 또는 스트레스에 기인하는 위궤양, 우울증을 들 수 있다. 초기에는 정상식사를 삼가고 충분한 수액을 정맥내 주사로 공급해 주며, 심전도 등으로 심장기능을 체크하는 것이 바람직하다.

(2) 뇌경색의 치료

① 혈전용해제(thrombolytic agent)

미국의 FDA(1997년)에 의해 승인된 TPA(Tissue Plasminogen Activator)는 막힌 뇌혈관을 뚫어주는 약제로 3~6시간 이내에 사용할 경우 신경세포 손상을 예방하고 회복률이 30%정도가 된다.

② 항응고제(anticoagulants)

뇌졸중이 심장벽에서 유리된 혈전에 의해 야기되었을 때 사용하는 약제로 헤파린(heparin) 등이 이용된다.

③ 항혈소판제제(antiplatelet agent)

혈전의 진행과 생성을 막을 수 있는 약물로 아스피린(aspirin)을 사용한다.

④ 칼슘길항제(calsium antagonist)

뇌세포 보호제로 뇌세포 괴사가 세포내에 증가된 칼슘량과 관련있는 것으로 알려져 칼슘길항제를 이용하여 칼슘 축적을 방지한다.

⑤ 혈압상승제(hypertensive agent)

뇌졸중이 온 부위의 혈압을 상승시켜 뇌혈류를 증가시키나, 과도한 상승은 뇌출혈의 위험이 있고 심장에 부담을 주게 된다.

⑥ 혈액희석법(hemodilution)

레오마크로덱스(rheomarcrodex)와 하이드록시에틸스타치(hydroxyethylstarch) 등의 제제를 정맥 주사하면 혈액량을 증가시켜 혈액의 점도(viscosity)를 떨어뜨리게 되어 혈액을 희석시킨다.

⑦ 수술요법

발병 초기에 신경영상검사를 시행하여 뇌출혈에 의한 뇌졸중인지 허혈성 뇌졸중인지 확인하여 전문의에 의한 수술여부를 결정해야 한다. 요즘은 뇌경색에 적극적 치료로 수술을 많이 하며 굵은 혈관의 동맥경화제거, 두개내 압력상승을 막기 위해 뇌의 일부를 절개하기도 한다.

(3) 뇌출혈의 치료

뇌출혈의 치료는 발생당시 수술여부를 결정하는 것이 중요하다. 수술여부는 출혈부위, 출혈양, 의식상태 등을 고려하여 결정해야 한다.

뇌실질내출혈도 뇌경색과 마찬가지로 출혈후 3~4 시간이 중요한 시간이다.

지주막하출혈은 생명에 심각한 위험이 되는 혈관연축과 재출혈을 막는 치료와 뇌압조절에 충실하면서 수술여부를 고려해야 한다.

(4) 재활치료(rehabilitation therapy)

손상된 뇌 조직이 회복되는 것은 미미하지만 손상된 뇌의 기능은 회복시킬 수 있다. 그러므로 재활치료를 통해서 남아 있는 기능을 최대한 활용하고 신경회복을 촉진하는 것이 최선의 치료이다. 이를 위하여 의사를 팀장으로 간호사, 물리치료사, 작업치료사 등의 유기적인 협조하에서 치료가 필요하다.

① 이상적인 시기는 발병후 1~2일부터 실시하는 것이 합병증 예방과 기능회복에 좋다.

② 손상된 뇌기능은 뇌손상 주위조직의 활성화, 신경전달물질에 대한 수용체의 민감화, 미미한 신경세포의 재생, 훈련에 의한 타 신체부위로 대치하는데 역점을 둔다.

③ 입원시 마비가 있는 환자는 체위유시 및 변경, 수동적인 관절운동, 피부관리 등을 실시하는 것이 관절구축, 욕창, 흡인성 폐렴, 요로감염 등의 합병증을 방지한다.

④ 잔존하는 근육을 최대로 사용하여 평행봉잡고 걷기, 돌아눕기, 계단오르내리기, 휠체어 사용법 등을 환자의 상태에 따라서 적절한 물리치료를 해야 한다.

⑤ 작업치료는 일상생활 동작을 하는데 중점을 두고 팔, 손의 기능을 회복시키는데 목적을 두고 실행해야 한다.

⑥ 대부분 뇌졸중의 신경회복은 발병후 3~6개월 사이에 진행되나 기능적 회복은 수년에 걸쳐 나타나므로 지속적으로 하는 것이 필요하다.

6) 예 방

뇌졸중은 갑자기 우연한 기회에 발병하지만 선행질환이 있다는 것을 명심해야 한다. 일단 발병이 되어 치료하는 것은 소 잃고 외양간 고치는 격이므로 예방에 최선을 다해야 한다.

① 최선의 예방은 동맥경화, 고혈압, 심장질환, 당뇨병, 고지혈증 등의 선행질환을 조기 발견하여 적절한 치료를 받아야 한다.
② 식생활과 생활습관을 바꾸어 짠 음식, 고지혈증 식사를 피하고 특히 김장김치, 젓갈류는 염분이 많으므로 선행질환자는 피하는 것이 좋다.
③ 주위 온도에 서서히 적응시키면서 가볍고 규칙적인 운동을 실시한다.

④ 과로, 과음, 흡연을 삼간다.

4 식이요법

섭취에너지를 줄이고, 동물성 지방보다는 식물성지방을 많이 섭취하고, 콜레스테롤이 많은 음식을 피하며 특히 CSI수치(콜레스테롤 수치와 포화지방을 함께 반영한 수치)가 높은 음식은 주의한다(표 4-3). 당분, 식염을 줄이고 단백질, 비타민(B, C), 섬유질을 많이 섭취하고 적절한 음주습관을 갖는다.

표 4-3. 식품중 콜레스테롤 함량표(mg/100g)

식 품	함 량	식 품	함 량	식 품	함 량
계란노른자	1163.0	돼지간	467.0	닭고기	74.6
메추리알	644.6	굴	380.0	돼지고기	49.0
오징어	615.5	암새우	218.6	쇠고기	38.3
연어알	556.0	뱀장어	215.6	고등어	11.8

과거에는 오징어, 새우, 조개, 게 등은 고 콜레스테롤 식품으로 기피하였으나 장에서 콜레스테롤을 기피하는 물질과 혈압을 조절하는 아미노산인 타우린이 풍부하여 지금은 인식을 달리하고 있다.

5 운동요법

1) 운동의 효과

운동은 심장근육의 발달과 심혈관의 탄성증가는 물론 심장의 혈액공급 증가로 산소공급이 원활하여 심장이 제 기능을 수행토록 한다.

심장판막증 질환을 제외한 대부분의 심장질환은 운동을 함으로써 치료가 가능하고 수술후 회복도 빠르다. 즉 협심증이 있거나 심장수술을 받은 환자도 자신의 심장능력에 맞는 운동을 하게 되면 운동을 하지 않는 사람의 심장보다 더 좋은 기능을 가질 수 있으므로 심장질환의 예방과 치료를 위해서는 꾸준한 운동이 필요하다.

2) 운동방법

운동을 시작하기 전에 먼저 전문기관을 찾아 자신의 건강과 운동능력을 진단한 후에 자신의 능력에 맞는 운동을 하는 것이 바람직하다. 특히 심장질환자는 반드시 전문가의 지도하에 운동을 실시하여 운동으로 인한 상해를 미연에 방지해야 한다.

입원환자일 경우에는 담당 의사의 적절한 지도하에 실시하는 것이 중요하다.

운동 강도는 심장기능과 심장질환 정도에 따라 각기 다르게 제공되어야 하며 일반적으로 가벼운 운동으로 시작하여 점차 부하를 높이고, 운동 후에는 운동 강도를 서서히 낮추어 정리운동을 하도록 한다. 알맞은 운동 강도는 땀이 이마에 솟고 숨이 조금 찰 정도가 좋으며 심장질환자는 이보다 조금 약한 강도로 운동하는 것이 바람직하다.

운동수행능력이나 건강상태를 향상시킬 수 있으면서 심장 합병증을 초래하지 않을 정도로 설정하며 전문가의 감시하에 운동수행이 필요한 환자가 운동부하검사를 이용해 운동 강도를 설정할 경우, 징후성 한계시험에서 이상이 없을 시 정상인과 동일한 운동 강도로 설정할 수 있다.

3) 운동시간 및 빈도

운동시간과 빈도는 환자의 건강상태와 체력수준에 맞게 설정한다.

운동시간은 임상상태가 향상되면 10~15분 미만에서 30~60분 이상으로 점차 증가, 주당 3~4일이 적당하다.

고위험 환자는 운동 강도를 낮추고 운동시간이나 운동 빈도를 증가시킬 수도 있다.

4) 운동시 주의사항

① 심장에 부담을 줄 수 있는 경쟁적 시합은 삼가야 한다.

② 피로가 누적된 상태에서는 운동을 삼간다.

③ 반드시 전문가의 처방과 지시에 따라야 한다.

④ 운동 중 가슴에 통증이 오면 운동을 일단 중단하고 그래도 통증이 계속되면 전문가와 상담 후 운동을 실시한다.

⑤ 수시로 운동 중에 맥박을 관찰해야 한다.

⑥ 맥박 수는 운동 강도에 따라 100~140회 정도가 무난하지만, 언제라도 몸이 부담스럽다고 생각되면 휴식을 취해야 한다.

⑦ 협심증 등 관상동맥질환자는 겨울철 운동 시에 보온에 신경을 많이 써야 한다.

낮은 온도에 노출되면 말초 혈관이 수축되고 심장근육에 저항이 커짐과 동시에 산소요구량이 많아지기 때문에 혈압이 상승하고 순간적 혈액부족상태에 빠지기 쉽다.

6 약물요법

식이요법이나 운동요법으로도 진행이 억제되지 않을 때 사용되나 근본적으로 고칠 수 있는 약은 없다. 혈압강하제, 지질대사개선제, 혈당강하제, 인슐린, 혈관확장제, 항응고제 등으로 위험인자에 영향을 줄 수 있을 뿐이다.

7 특수요법

유전성 소인이 강한 고콜레스테롤혈증은 혈장교환 방법으로 콜레스테롤치를 낮추는 방법이 있고, 장속에 수술로 우회로를 만들어 이곳으로 음식물을 통과시킴으로써 영양흡수를 제한시켜 콜레스테롤을 낮추는 방법이 있다. 동맥경화로 혈관이 극히 좁아져 있을 때에는 수술로 죽종과 혈관의 내막을 벗겨서 제거하고 인공혈관을 만들어 넣거나, 관상동맥 경화에서는 우회술로 혈액의 새로운 통로를 만드는 방법 등이 이용된다.

8 예방

신체의 노화현상을 근본적으로 막을 수는 없고 동맥경화가 된 것은 치료가 불가능하므로 예방이 가장 중요하며 이미 진행중이면 더 악화되지 않도록 전력을 기울여야 한다.

① 규칙적인 식사를 실시하고 고지방 식사와 간식을 삼가 한다.

특히 생선기름에는 EPA(Eicosapentaenoic)가 풍부하여 VLDL · LDL을 낮추어주고, HDL을 높여주므로 주2회 이상은 생선을 섭취한다.

② 운동을 정기적으로 실시한다.

운동은 신체내 여러 장기의 작용을 강화하고, 혈관에 자극을 주어 탄력성을 증가시키는 효과가 있다.

③ 금연을 한다.

동맥경화의 위험인자인 흡연은 본인 뿐 아니라 가족까지도 협심증, 심근경색의 발병률을 높이며, 특히 고혈압, 당뇨병, 고지혈증 환자에게는 절대 금연이 필요하다.

④ 고혈압, 당뇨병, 콜레스테롤 과다증 등을 예방하고 치료한다.

제 5 장 고혈압과 운동

1. 고혈압의 분류
2. 고혈압의 원인
3. 고혈압의 증상
4. 고혈압의 치료
5. 고혈압의 예방

혈관벽 내면에 저항하는 혈액의 측압력을 혈압(blood pressure)이라고 하며, 노화와 함께 증가하고 동일인이라도 혈관의 위치, 크기에 따라 다르다. 특히 분노, 공포, 긴장, 걱정 등의 정서적 요인에 의해 혈압이 상승하며, 건강한 사람에서도 연령, 성별, 신체적 조건, 운동, 수면, 측정시간, 체위, 계절 등 여러 변수에 따라 차이가 난다. 고혈압이 문제시되는 이유는 합병증이 생길 때까지 증세가 확실치 않고(30%), 동맥벽 내부에 타격을 가하여 플라크의 축적을 가속화아여 울혈성 심부전(CHF), 말초혈관질환(PVD), 신장질환 등의 원인이고 무서운 합병증을 유발하기 때문이다. 고혈압의 명확한 선을 제시하기는 어렵지만 WHO에서 정한 혈압의 단계를 보면 다음과 같다.

고혈압 : 160mmHg이상/95mmHg이상
저혈압 : 100mmHg이하/60mmHg이하
정상혈압 : 100 ~ 140mmHg/60 ~ 90mmHg
경계혈압 : 140 ~ 160mmHg/90 ~ 95mmHg

1 고혈압의 분류

고혈압에는 크게 2가지 종류가 있다. 하나는 본태성 고혈압(essential hypertension)으로 원인이 불분명한 것이고, 다른 하나는 장기의 병변으로 인한 이차성 고혈압(secondary hypertension)이다.

1) 본태성 고혈압

특별히 원인이 될 만한 것이 없으면서 혈압이 높은 고혈압을 뜻하는데 유전, 환경요인, 식생활, 스트레스 등이 원인으로 전체 고혈압의 90%이상 차지하며 합병증이 생기면 치명적일 수 있다.

2) 이차성 고혈압

특수한 원인 즉, 장기에 어떤 병변이 있기 때문에 발생하는 고혈압으로 그 원인이 제거되면 고혈압도 치유될 수 있는 것을 말한다. 이차성 고혈압에서 가장 많은 것은 신장의 각종 질환으로 인해 발생하는 신성고혈압이며 드물게는 혈관질환, 부신종양, 갑상선 기능항진, 심장이나 혈관의 이상, 약물복용 등에 의해 발생하는 질환이다.

2 고혈압의 원인

1) 본태성 고혈압의 원인

(1) 유전적 요인

양친이 모두 고혈압이면 자녀의 약 80%, 한쪽이 고혈압이면 자녀의 40~50%가 고혈압이 나타난다. 고혈압이 젊은 사람에게 까닭 없이 나타나는 것을 보면 유전적 소질이 상당히 작용하는 것 같다.

(2) 과체중과 비만

모든 고혈압의 65~75%가 직접적인 관계를 갖는다.

(3) 식염섭취

짜게 먹으면 고혈압이 발생한다는 것은 잘 알려진 사실로 소금속의 Na(sodium)이 혈압 상승작용을 한다. 여러 실험연구에서 나트륨을 제한하면 혈압이 하강하는 것이 입증되었다.

(4) 술, 담배, 커피 등

술은 알코올 그 자체가 고칼로리 식품으로 비만증을 야기하기 쉽다. 담배는 담배 연기속의 일산화탄소가 동맥경화증 유발요인이며 담배 속에 있는 니코틴은 부신피질을 자극하여 혈압을 상승시킨다.

(5) 스트레스 및 성격

스트레스 상태에서는 부신피질 호르몬의 방출량이 늘어나게 된다. 육체노동자보다 정신노동자가 혈압이 더 높으며 어떤 권위자, 상사를 능가하거나 정복하려는 데서 오는 무의식적 갈등이 발병의 주요 요인이 된다. 또한 공격적, 적극적, 성급하고 긴장을 잘하며 모든 일을 열성적으로 하는 사람에게서 많이 발병한다.

(6) 한랭기후 및 환경조건

찬 것이 피부에 닿으면 부신피질을 자극하여 혈관이 수축될 뿐 아니라 교감신경을 긴장시켜 혈압을 상승시킨다. 겨울에 혈압측정 값이 상승하는 것은 이 때문이다.

(7) 과로

과로는 고혈압이나 뇌졸중 등의 발생에 높은 상관관계가 있다는 많은 연구결과가 보고되고 있다.

2) 이차성 고혈압의 원인

(1) 신장의 질병

신장의 허혈이 가장 큰 원인으로 만성사구체신염, 신혈관성고혈압, 신우신염, 당뇨병성사구체경화증, 신결핵, 신종양 등이 있다.

(2) 홀몬성 질병

원발성알도스테론증, 갈색세포증, 콜티코스테로이드(corticosteroid)증가로 인한 쿠싱씨병, 부신수질 종양으로 인한 카테콜라민(catecholamine)증가 등이 있다.

(3) 혈관성 질병

대동맥주위염, 대동맥협착증 등이 있다.

(4) 신경계통성 질병

뇌염, 만성뇌막염, 뇌종양 등이 원인이 된다.

(5) 비만

기전은 명확하지 않으나 중요한 관련인자이다.

(6) 그외 기타 질환

임신중독증, 자간증, 각종약물(경구피임약, 스테로이드제제, 교감신경흥분제 등)중독, 각종 종양 또는 혈종, 신경성방광증, 요로폐쇄증 등이 있다.

3 고혈압의 증상

고혈압이 심하거나 여러 합병증이 발생되면 합병증에 의한 증상이 나타나지만, 합병증이 없는 경한 고혈압의 경우에는 대부분 아무 증상이 없다. 여기서는 본태성 고혈압, 이차성 고혈압, 고혈압 합병증에 의한 증상으로 나누어 알아보기로 한다.

1) 본태성 고혈압의 증상

본태성 고혈압은 앞에서 이야기한 바와 같이 아무 증상이 없다고 생각하나 오래전부터 고혈압 증상으로 알려진 증상으로는 두통, 현기증, 비출혈이 있다.

(1) 두통

고혈압정도가 심한 환자는 두통이 나타나는 경우가 있으나 혈압이 적절히 치료되면 두통이 없어진다. 대부분 악성고혈압 환자에게서 관찰되는 이 두통은 주로 아침에 일어날 때 심하게 나타나 그 후 시간이 흐름에 따라 호전되며, 뒷목 부위의 두통이 특징이다.

(2) 현기증

현기증은 고혈압으로 나타나기도 하지만 뇌순환장애나 부정맥으로 나타나기도 한다. 고혈압 환자가 일시적인 현기증을 호소하는 경우가 있는데 이는 혈압강하제 사용에 의한 기립성 저혈압으로, 갑자기 일어설 때 일시적으로 혈압이 떨어져서 현기증을 느끼는 것이다.

(3) 비출혈

고혈압환자에서 특히 더 흔히 발생한다는 증거는 없으나 고혈압 환자가 비출혈 때문에 긴장하여 일시적으로 혈압이 더 상승하고, 또 고혈압 때문에 비출혈이 다른 사람에 비해 더 오래 지속되는 경우가 있다.

(4) 기타

불면증, 피로감, 정신장애, 시력장애 등이 있다.

2) 고혈압 합병증에 의한 증상

합병증으로 심장마비, 뇌졸중 등을 야기하고 특히 일상생활에서 흔한 합병증으로 심부전, 망막소동맥출혈, 신부전 등이 야기된다.

(1) 뇌혈관 질환

고혈압 환자에 가장 많이 나타나는 합병증으로 뇌혈관 죽상경화증 발생과 진행을 촉진시키고 소동맥이나 세동맥 병변을 유발시켜 뇌졸중을 일으킨다. 큰 뇌혈관에 죽상경화의 촉진으로 뇌경색이 초래되기도 하고 지주막하 출혈이 발생하기도 한다. 또 뇌실질의 작은 혈관에 미세동맥류의 형성으로 혈관이 확장되면 혈관벽 구조가 손상되어 조직의 파열, 괴사를 초래 한다.

(2) 미세혈관 질환

망막검사 시 선상출혈을 관찰할 수 있다. 작은 망막혈관은 좁아지는 반면 큰 동맥은 넓어지고 뒤틀리게 된다.

(3) 고혈압성 심질환

고혈압을 장기간 방치하면 좌심실 비대 및 박출량 감소를 초래하여 좌심실 기능저하에 의해 울혈성심부전 상태로 진행될 수 있다. 심부전 상태가 되면 정상인보다 훨씬 약한 정도의 운동으로도 호흡곤란을 유발하게 되며, 더 진행되면 안정 시 또는 수면 중에도 호흡곤란을 느끼게 되고 전신부종이 나타날 정도로 악화되기도 한다. 또 협심증, 심근경색증 등의 관상동맥질환이 나타날 수 있다.

(4) 신기능저하

신장은 고혈압에 취약한 장기로 동맥이 심하게 좁아져 신기능이 저하되면 빈혈, 부종 등의 증상이 나타나는 신부전증이 일어나고 가장 흔한 증상으로 야뇨증과 단백뇨가 나타난다.

3) 이차성 고혈압의 증상

이차성 고혈압은 신질환, 갈색세포증, 원발성알도스테론증 등으로 인한 것인데, 이때 고혈압과 함께 여러 증상이 나타난다. 대표적 증상으로 갈색세포증의 경우 간헐적으로 혈압이 상승하면서 맥박이 빨라지고 당뇨병이 관찰되며, 원발성알도스테론증의 경우에는 근육쇠약감, 이상감각 등이 나타날 수 있다.

4 고혈압의 치료

고혈압 치료의 주목적은 혈관변형이 더 이상 일어나지 않게 하기 위함이며, 치료는 고혈압의 정도, 합병증 유무, 환자의 능력 등에 따라 결정된다. 치료는 비약물요법(식이요법, 운동요법)과 약물요법으로 나눌 수 있으며, 비약물요법은 예방과 연관된 치료법이다.

1) 식이요법

식염, 고칼로리, 콜레스테롤 및 포화지방산의 섭취를 제한하며, 양질의 단백질, 풍부한 채소, 해조류 섭취를 권장한다. 아울러 무기질(칼륨, 칼슘, 마그네슘 등)이 부족하면 혈압의 상승을 야기할 수 있으므로 과일, 콩 등의 자연식품을 충분히 섭취한다. 식이요법은 가장 손쉽고 경제적이며 부작용이 없을 뿐 아니라 경증 내지 중등도의 고혈압환자에게 가장 확실한 치료법이다.

2) 운동요법

운동은 교감신경을 이완하여 혈류저항과 혈압을 낮추고 염분배출, 비만과 스트레스 해소 등으로 혈압저하를 가져오므로 심장에 부담이 되지 않을 강도의 정기적인 등장성 운동(isotonic contraction)이 추천된다.

표 5-1. 고혈압환자의 운동시 주의 사항

구분	1기고혈압	2기고혈압	
수축기혈압	140~159mmHg	160~179mmHg	180mmHg이상
이완기혈압	90~99mmHg	100~119mmHg	120mmHg이상
	반드시 의사와 상담한 후 적당한 운동 실시	운동금지	운동을 중단해야한다.

자료 : 질병관리본부

(1) 운동의 효과

꾸준한 운동은 혈압증가를 미연에 방지하고 높은 혈압을 정상으로 환원시킬 수 있다. 운동을 통한 혈압감소는 약물요법과 달리 심장기능 향상, 동맥경화 감소, 혈관탄력 증대 등 신체의 모든 기능이 향상된 결과이며 아울러 다른 모든 성인병의 위험요소가 감소되고 체력이 증가되어 건강증진을 가져올 수 있다.

표 5-2. 운동전 점검사항

상태	기준	실천
운동전 혈압측정	160/100mmHg 이상	160/100mmHg 이하로 내려가면 가벼운 운동부터 한다.
운동전 맥박확인	100회 이상 / 1분당(안정 시 맥박)	운동을 자제한다.
몸 상태 체크	피곤하고 아파요	충분한 휴식이 필요
	전날 과음 했어요	
날씨	너무 추워요	아침운동 피하기 실내운동 권장
	너무 더워요	실내운동 권장

자료 : 질병관리본부

(2) 운동방법

규칙적인 운동은 고혈압 예방과 치료에 효과적일뿐만 아니라 고혈압으로 인한 후유질환(비만, 고지혈증, 고인슐린혈증 등)의 예방에도 도움이 된다. 운동의 강도가 일정하게 유지되고 동적인 운동으로 유산소 운동을 하는 것이 좋다.

운동을 할 때 혈압이 200mmHg 이상이 되지 않도록 유의하고 가벼운 운동 강도에서 시작하여 점차적으로 늘려나가는 것이 좋은 운동방법이라 하겠다.

운동종목은 산책, 체조, 계단 오르기, 조깅, 수영 등으로 지속적인 운동을 실시한다. 운동 강도는 최대 운동능력의 60~70% 범위를 넘지 않도록 하되 운동시간은 되도록 새벽을 피한 오전, 오후의 식간이 좋으며 하루 30분 정도로 주 5일 정도가 가장 이상적이다. 걷기운동의 경우 최대심박수의 40~60%의 저, 중강도로 규칙적으로 꾸준히 실시한다. 절대 무리한 운동은 삼가 해야 하며, 그렇다고 너무 가벼운 운동은 도움이 되지 않으므로 숨이 조금 찰 정도가 좋다. 특히 무거운 것을 드는 중량운동이나 갑자기 힘을 주는 운동은 혈압을 급증시켜 위험을 초래하므로 피해야 하며, 중량운동을 할 경우 가벼운 무게를 여러 번 반복하는 것이 효과적이다. 또 날씨가 추워지면 혈관자체가 긴장되고 주위온도가 하강하므로 추운 날씨에 운동을 할 경우에는 보온이 잘 되는 옷을 입고 마스크를 하는 것이 중요하다. 땀이 나면 집안에 들어와 실온에서 식혀야 하며, 따뜻한 물에 가볍게 목욕하는 것이 좋다.

3) 약물요법

고혈압은 그 자체가 사망의 원인은 아니나 합병증으로 사망하므로 정상 혈압을 유지하기 위하여 혈압강하제를 전문의와 상의하여 일생동안 지속적으로 복용해야 한다. 특히 흡연은 고혈압의 원인이기도하지만 혈압을 상승시켜 약물치료의 효과를 감소시킨다. 약물요법은 이환율이나 사망률 감소에 크게 기여하고 있으며, 특히 심혈관질환에 의한 사망률이나 뇌졸중 빈도를 감소시킨다. 꾸준한 강하제의 복용으로 혈압이 정상화되면 강하제의 복용량과 복용 횟수를 점차 줄일 수 있으나 복용을 중단하는 것은 합병증으로 위험을 초래할 수 있다.

5 고혈압의 예방

① 정상체중을 초과하지 않도록 한다.
② 과다한 염분과 지방섭취를 줄이고 균형 잡힌 식생활을 한다.
③ 흡연과 과도한 음주를 피하고 건전한 생활을 추구한다.
④ 적당한 운동과 휴식을 갖도록 한다.
⑤ 정기적으로 혈압측정을 실시한다.

제 6 장 당뇨병과 운동

1. 당뇨병의 원인
2. 당뇨병의 종류
3. 당뇨병의 증상
4. 검사와 진단
5. 응급처치
6. 합병증
7. 당뇨병의 치료
8. 당뇨병의 예방

우리가 주식으로 하는 쌀이나 보리의 기본 구성성분인 탄수화물이 에너지원으로 쓰이려면 포도당의 형태로 혈액 내에 있다가 췌장의 β세포에서 나오는 인슐린이라는 호르몬의 도움을 받아야만 세포내로 이동할 수 있다. 인슐린 수준은 식후 10분 이내에 최고에 이르고, 혈당은 식후 2~4시간 사이에 정상화되어 인슐린 분비는 느리게 작용한다.

그러나 인슐린이 필요한 만큼 분비되지 않거나, 분비되어도 그 작용이 순조롭지 못하여 인슐린 부족현상이 만성적으로 지속되어 포도당이 혈액 속에 머물다가 뇨로 배출되는 것이 당뇨병이다.

당뇨병은 "다이아베테스 멜리터스(Diabetes mellitus)"라는 라틴어에서 유래도어 18세게 경 단맛이 나는 오줌이 나오는 병이라 해서 당뇨병이라 하였다.

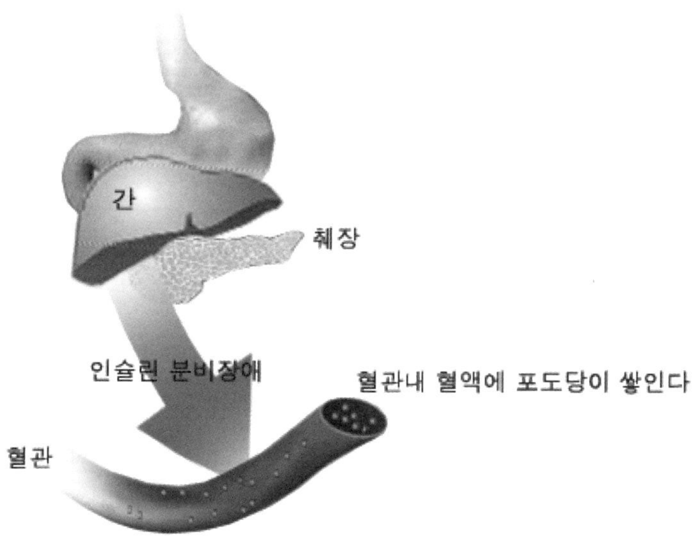

혈중 당 농도가 160~180ml/dl을 초과하게 되면 체수분과 함께 소변으로 배출된다(요당).

그림 6-1. 췌장의 기능이상으로 포도당이 혈액 내에 쌓임

1 당뇨병의 원인

혈당을 정상적으로 조절해주는 인슐린이 어떤 이유로 부족해졌기 때문이다. 원인 중 하나는 특정한 바이러스가 췌장의 랑겔한스섬(islands of Langerhans)을 침범하거나 자가면역반응을 일으키는 경우를 말한다. 랑겔한스섬에 염증이 생기면 단핵구, 대식세포, 활성화된 T 림프구가 침입하여 인슐린을 분비하는 β세포를 파괴하기 때문에 당뇨병이 발생하게 된다. 다른 하나는 인슐린에 대해 저항력을 가지고 있어 췌장 기능이 조금만 떨어져도 상대적으로 인슐린이 모자라게 되는 것이다.

1) 유전

양부모가 당뇨병인 경우 그 자손의 당뇨병 발병률이 높다. 양친이 모두 당뇨병일 때 57.6%, 한쪽이 당뇨병일 때 37.3%, 양친이 모두 당뇨병이 아닐 때 0.8%정도가 발병된다.

2) 비만

비만증은 섭취에너지가 소비에너지보다 많을 때 발생되는데 비만이 되면 더 많은 인슐린이 필요하나 췌장의 β세포의 분비능력은 한계에 직면하고 결국 인슐린 부족으로 당뇨병이 유발된다. 당뇨가 비만을 동반하는 경우는 서양에서는 70~80%정도이나 우리나라는 약 25%정도로 알려져 있다. 또 비만기간이 길수록 발병률이 높고 당뇨병으로 사망률은 정상인에 비하여 4배 정도가 높다.

3) 감염

세균이나 곰팡이 따위로 인해 발생하는 병을 감염증이라 하며, 감염되면 그것이 감기 같이 가벼운 것이라도 당의 이용이 나빠져 혈당치가 높아진다. 그러므로 감염이 반복되거나 감염증이 오래가면 당뇨병을 일으키는 원인이 된다.

4) 임신

임신하면 몸이 적응하려고 정상적인 내분비 평형이 변하게 된다. 즉 난포호르몬(에스트로겐), 황체호르몬(프로게스테론), 태반 락토겐 등이 인슐린 길항작용을 하여 더 많은 인슐린이 만들어져야 한다.

5) 연령

당뇨병은 모든 연령층에서 발병할 수 있으나, 대체로 나이가 많을수록 증가하여 특히 40~65세에 가장 발병률이 높다.

6) 성별

당뇨병의 성별 발병률은 40세 이전에서는 남자가 높고, 40세 이후에서는 여성이 50%정도 발생한다. 그러나 우리나라에서는 여자보다 남자가 2배 정도 높게 발병한다.

7) 내분비선

내분비선중 뇌하수체와 부신피질의 기능항진이 일어나면 당뇨병이 발병 한다.

8) 환경적 인자

보건교육수준, 의료제도, 식습관, 스트레스, 생활정도, 직업, 수명 등 다양한 인자에 영향을 받는다.

9) 스트레스

심한 스트레스는 에피네프린 호르몬을 분비하여 일시적으로 혈당치가 상승한다. 스트레스가 장기간 지속되면 부신피질 호르몬인 코티졸이 증가하여 인슐린의 작용을 방해한다.

2 당뇨병의 종류

1) 인슐린 의존성 당뇨병(insulins dependent type, type Ⅰ)

인슐린을 사용하지 않으면 건강을 유지하기 어려운 것이 인슐린 의존성 당뇨병이다. 유전적 인자, 바이러스의 감염, 자가면역 반응으로 인슐린을 생성·분비하는 췌장의 베타세포가 파괴되어 인슐린을 분비할 수 없는 상태인 심한 당뇨병으로 어린 나이에 급성으로 생기는 소아 당뇨병이다.

환자는 마른 형이며 체중감소, 케토시스의 진행이 빠르고 인슐린양이 절대적으로 부족하여 인슐린 주사를 맞아야 한다. 이 경우 당질대사 장애 외에 단백질, 지방, 비타민, 수분, 전해질대사 장애도 따라오게 된다.

2) 인슐린 비의존성 당뇨병(insulin independent type, type Ⅱ)

인슐린 비의존성 당뇨병은 인슐린 억제호르몬의 과잉, 스트레스, 비만, 식사, 연령 등의 췌장 외적요소에 의해서 생기는 것으로, 베타세포로 부터 인슐린 분비가 저하되어 있기도 하지만, 분비보다는 작용이 잘 되지 않는 것이 더 중요한 원인이 된다. 즉 베타세포에는 이상이 없는 가장 흔한 형태의 당뇨병으로 세포내 인슐린 수용체의 결핍과 비만을 나타낸다.

인슐린이 있어도 작용이 제대로 잘 되지 않는 상태를 저항성이라 하며, 인슐린 저항성이 강할수록 혈당은 상승하고 당뇨병이 더 심해진다. 그러나 인슐린 비의존형 당뇨병은 식이요법, 운동요법 및 경구혈당강하제로 조절이 가능하다.

3 당뇨병의 증상

가장 흔한 3가지 증상은 다음, 다식, 다뇨 또는 빈뇨 현상이다. 다음 현상은 소변으로 포도당과 함께 소실된 물을 보충하려는 보상작용이다. 갈증을 느끼는 것은 혈당이 높아 소변으로 빠져나가기 때문이며 갈증 시에는 물을 충분히 섭취하여 탈수현상을 방지해야 한다. 다식현상은 섭취한 영양소가 세포내에서 잘 이용되지 못하여 세포내 영양결핍 상태가 되고, 대뇌의 만복감을 감지하고 조절하는 중추에서 공복감을 느끼게 되어 계속 음식이 먹고 싶어지게 된다.

눈에 띄는 신체의 변화로 체중감소가 나타난다. 당뇨병은 비만이 있을 때 걸리기 쉽지만, 일단 병에 걸리면 초기에는 과식으로 살이 찌기도 하며 살이 찌면 인슐린 수요량이 늘어나 병세가 악화되면서 체중감소가 일어난다.

세포내 포도당이 부족하여 언제나 나른하고 피로를 느끼며, 병이 진전되면 신체활동이 힘들어 거의 누워있게 되고 계단을 오를 때 무릎이 뜨끔거리는 증상도 나타난다

심한 당뇨병에서는 고혈당이 아주 심해지고 더 심하면 산혈증이 생기는 등 생명에 위험이 따르게 된다.

그밖에 메스꺼움, 구토, 불안증, 감염증(피부, 잇몸, 질, 방광), 가려움증, 신경통, 시력장애, 성욕감퇴, 월경이상 등이 있으며 자각증상이 거의 없는 사람도 있다.

4 검사와 진단

1) 소변검사

소변에 묻히면 색깔이 변하는 특수 시험지를 사용하는 간단한 방법이나 당뇨병이라도 혈당이 126~170㎎/dl이면 소변에서 당이 검출되지 않는다.

2) 혈당검사

당뇨병을 확실히 진단하기 위해 혈당을 측정하는데 일반적으로 하룻밤 금식 후 공복에 실시한다. 정상인의 혈당치(70~110㎎/dl)는 식후 2시간쯤 지나면 공복 시의 수치로 돌아오게 되는데 당뇨의 경우 공복 혈당치가 140㎎/dl 이상, 식후 2시간째의 혈당치가 200㎎/dl 이상이 된다. 이 검사결과로 판단이 어려울 때는 경구당부하검사를 실시한다.

3) 경구당부하검사

당뇨병 초기에 나타나는 당질대사장애(혈당치가 높아 졌다가 떨어지지 않는 상태)를 일찍 발견할 수 있는 방법으로 검사에 앞서10~16시간 금식을 한 후 실시하는 검사법으로 75㎎의 포도당을 물 250~300㎖에 녹인 다음 5분 이내에 섭취하여 30분 간격으로 2시간 동안 혈당을 측정하는 방법이다. 정밀한 검사를 요하는 대상들은 반드시 실시해야 하고 검사도중 흡연이나 격한 운동은 금지하여야 하며 앉은 자세에서 검사를 해야 한다.

4) 정기검사

당뇨병 진단이 나면 정기적으로 의사의 진찰을 받아 증상에 알맞게 치료내용을 바꿔나가야 한다. 이와 더불어 요단백검사, 혈압측정, 심전도, 흉부 X선촬영, 안전검사 등을 실시한다.

표 6-1. 당뇨병의 진단기준

구분	공복시(mg/dℓ)	식후 2시간(mg/dℓ)
정상	70~110	140이하
내당능장애	110~125	140~200
당뇨병	140이상	200이상

5 응급처치

1) 당뇨병성 산혈증(diabetic acidosis)

인슐린의존형의 인슐린 결핍, 금식, 감염, 면역학적 저항증 등의 원인으로 나타난다. 즉 인슐린이 부족하면 소식 내의 당이 감소되고 간의 포도당은 감소되어 몸속의 지방산을 동원하여 사용하므로 체지방이 연소할 때 불완전 연소 때문에 중간 분해산물이 혈액 내에 축적되어 케토시스(ketosis), 즉 체내 케톤체가 과잉 출현하여 고삼투압성 이뇨작용으로 즉시 치료를 못하면 혼수상태가 된다.

처치는 의식이 있을 경우는 차, 과즙, 오렌지 등을 마시게 하며, 수액주사로 손실된 염분과 수분을 보충하고, 포도당정맥주사와 동시에 가용성 인슐린을 주사한다.

2) 인슐린 쇼크(insulin shock, insulin reaction)

인슐린 쇼크는 저혈당증(hypoglycemia)이라고도 하는데, 혈당이 정상 이하로 내려간 상태가 지속될 경우에 나타난다. 식전에 과도한 운동을 하거나 음식물 섭취가 적은 경우, 인슐린 과다사용 등에 의해 발생하며, 허약, 피로, 허기짐, 두통, 발한, 시력장애, 안면 창백 등이 나타나면서 혼수상태에 빠지게 된다.

처치는 환자가 의식이 있을 경우에는 과일즙, 오렌지, 콜라 등과 같이 단 음료를 먹이고, 곧 의사의 지시를 받아야 한다.

6 합병증

당뇨의 3대 합병증은 눈, 신장, 신경을 침범하는 합병증으로 당뇨병을 가진지 10~15년이 지나면 만성합병증을 나타낸다.

1) 눈의 합병증

혈당관리가 안되면 망막모세혈관이 새거나 막히며, 막힌 혈관 주변에서는 불안정한 신생혈관이 만들어지는데 출혈이 쉽게 일어난다.

백내장 즉, 눈의 검은자위가 흰색으로 변하면서 시력이 떨어지고, 망막의 혈관에 변화가 일어나 터지게 되면 망막의 영양이 부족해지며, 출혈과 백반이 증가하여 실명하기도 한다. 이 같은 망막의 변화는 당뇨병 특유의 것으로 당뇨병성망막증이라고 한다. 또 안근의 마비로 안구의 움직임이 균형을 잃게 되며, 당뇨환자의 약 5%에서 녹내장이 발병한다. 그러므로 매년 눈 검사를 실시하고 레이저 치료시기를 놓쳐 실명하는 일이 없도록 해야 한다.

2) 신장의 합병증

만성신부전증의 대표적인 원인으로 모세혈관에 신사구체 결절이나 비후가 생겨 여과기능이 저하되어 배설되어야 할 노폐물이 혈액 속에 증가하는 당뇨병성신증으로 단백뇨, 혈뇨, 다리부종의 증상이 나타나고, 악화되면 요독증이 나타난다. 또 신동맥

협착, 사구체신염, 만성간질성신염, 신우신염, 방광기능 이상으로 요실금현상, 페뇨현상이 일어나고 말기 신부전이 되면 투석이나 신장이식이 필요하다.

3) 신경의 합병증

만성합병증 중 대표적인 것으로 말초신경장애와 자율신경장애가 있다.

(1) 말초신경장애

주로 하체에 진통과 요도 감각기능이 상실되고, 감염이나 궤양이 쉽게 발생하여 심하면 절단을 해야 하는 경우도 있다.

① 다발성신경염

양쪽 발에 대칭성 통증이나 감각이상이 발생하고, 더 진행되면 손에도 나타나게 된다. 밤에 통증으로 불면증을 초래하기도 한다.

② 단일신경장애

단일신경에 마비가 일어나 뇌신경마비, 사지신경나비가 생기고 좌골, 비골, 대퇴골의 신경장애가 나타나므로 감각 및 운동장애를 초래하고 경련성 통증도 나타난다.

③ 뇌신경장애

혈류의 정체로 신경에 장애가 생겨 사물이 둘로 보인다거나 눈꺼풀이 처져 눈이 저절로 감긴다.

④ 근위축

근육에 분포된 신경의 장애로 허리, 엉덩이 부위 근육에 위축이 일어난다.

(2) 자율신경장애

당뇨병 기간이 길어지고 관리가 적절치 않았을 때 자율신경계 손상이 나타난다. 자율신경장애로 혈압, 심장박동, 소화기능, 발기조절에 관여하는 신경의 이상으로 기립성저혈압, 현기증, 심장박동이상, 소화 장애, 발기부진이 나타나며, 골반 내 자율신경의 침범으로 역행성 사정을 일으켜 방광내로 정액이 배설되는 남성불임을 초래하기도 한다. 또 방광염이나 신우신염의 원인이 되기도 하여 배뇨, 배변이상도 일어나게 된다.

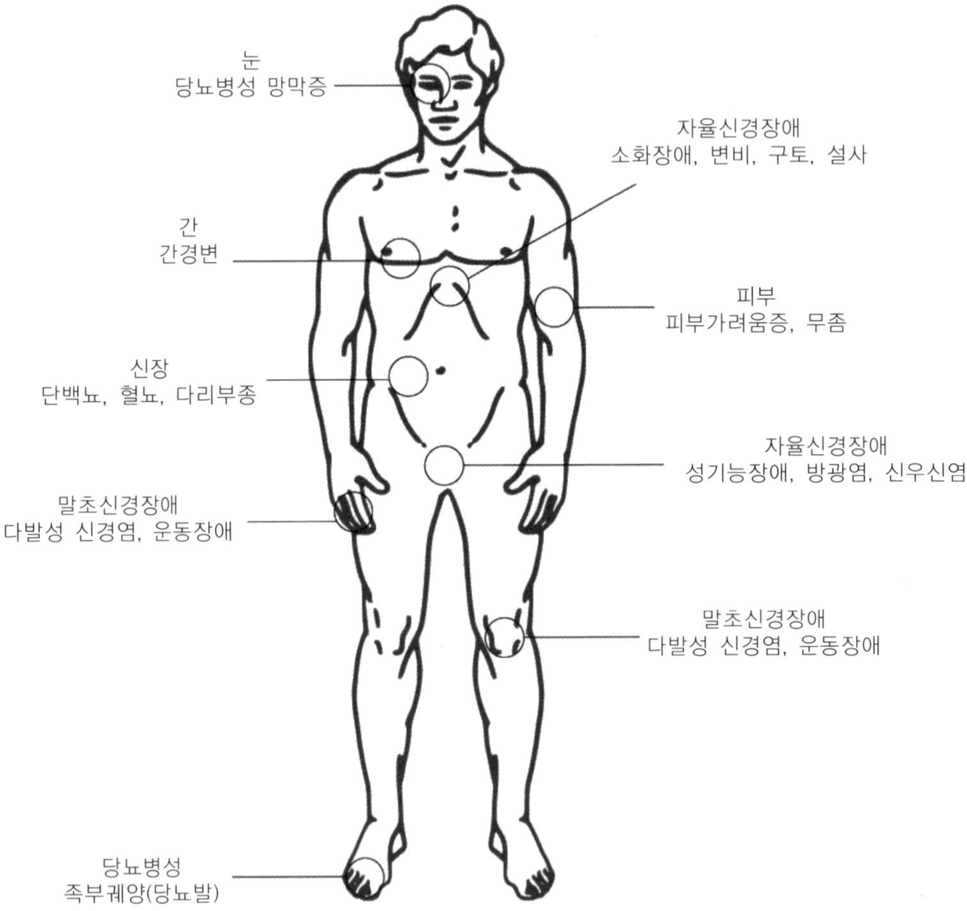

그림 6-2. 당뇨병 합병증

4) 동맥혈관질환

당뇨병이 있으면 지방 침착과 혈전 등으로 동맥경화증이 나타나고 심근경색증, 뇌졸중으로 사망할 확률이 2~6배정도 높고 하지동맥폐쇄도 가속화시킨다.

7 당뇨병의 치료

당뇨병의 원인이 췌장의 인슐린 생성능력의 저하에 있기 때문에 인슐린 주사와 더불어 식이요법과 운동요법, 약물요법을 병행하면서 혈당을 측정하여 혈당의 농도가 적절히 유지되는가를 관찰해야하고 궁극적 목표는 심장질환과 혈관장애 등 당뇨병과 관련된 합병증을 줄이는데 있다.

1) 식이요법

균형 잡힌 식단과 소식, 규칙적인 식사시간을 잘 지키는 것이 무엇보다 중요하겠다. 절대 과식을 피하고 영양소를 골고루 섭취하는 것이 중요하며, 이상체중을 유지하기 위한 적절한 식습관을 익히는 것이 중요하다. 식이요법의 목적은 식후 지나친 혈당증가 예방, 이상체중의 유지, 혈중지질농도의 정상화, 동맥경화증의 예방이며, 식사 시에는 적당한 열량으로 당질, 단백질, 지질의 알맞은 분배와 비타민, 무기질의 공급이 필요하다. 3대영양소는 당질 55~60%, 지방 20~25%, 단백질 15~20%로 배분하는 것이 좋다. 당뇨병 환자는 포화지방산이 많은 지방류, 설탕류, 술, 음료수, 잘 익은 과일, 가공식품 등을 피해야 한다.

2) 약물요법

약물요법을 실시할 때에는 약물의 효과를 확인하기 위해 정기적으로 검사를 받아야 한다.

인슐린 의존성 당뇨이거나 식사 및 운동요법으로 조절이 안될 때 의사의 처방을 받아 인슐린주사와 경구용 혈당강하제를 사용한다.

경구용 혈당강하제는 췌장의 베타세포를 자극하여 인슐린의 분비를 촉진하거나, 또는 장에서 당분의 흡수를 억제시키거나 세포내의 인슐린 감수성을 증가시킴으로써 혈당조절에 도움을 주는 약물이다.

약물의 종류에 따라 크게 설폰요소계, 바이그아니드계, 알파글루코시다계, 억제계로 나눌 수 있다.

3) 인슐린요법

인슐린 의존형 당뇨병 환자에게 주로 사용하나 당뇨병성 혼수, 케토산증 합병증 등이 동반되었을 때 인슐린 주사가 사용된다. 체내 인슐린이 부족하면 당질의 이용이 악화되어 마침내 단백질이나 지방이 너무 과하게 동원되며 케토시스를 일으킨다. 이러한 당 이용부족을 방지하기 위해 외부에서 매일 직접 인슐린을 주입하여 당 대사를 도와주어야 한다. 인슐린 주사량이 많거나, 주사 후 식사가 늦어지거나 굶으면 심한 공복감을 일으켜 두통, 현기증, 식은 땀 등의 저혈당 증상이 나타나는데 사탕, 초콜릿 등 당분을 조금만 취하면 호전된다. 그러므로 인슐린 주사량은 지시대로 정확히 투여하고, 주사 후에는 공복이 되지 않게 꼭 식사를 해야 한다.

4) 운동요법

운동은 당뇨병을 조절해주고 혈관합병증의 발생을 줄여준다. 규칙적이고 적절한 운동은 당뇨병의 치료에 많은 효과를 준다. 혈당조절과 체중조절 뿐만 아니라 당뇨병의 합병증을 예방하는데도 큰 효과가 있다.

(1) 운동효과

당뇨의 주요원인인 운동부족, 복부비만, 스트레스 등은 꾸준한 운동을 함으로써 거의 해결 된다. 특히 운동을 하면 인슐린 대사 작용이 원활해져 혈당이 떨어지고 지방대사가 증진되어 심혈관질환, 동맥경화, 중풍 등의 합병증이 줄어들어 운동이야

말로 당뇨의 예방과 치료에 아주 중요하다.

당뇨병 환자가 운동을 하면 말초조직의 혈류량이 증가하고 근육 및 지방세포의 인슐린 감수성이 높아지며, 이로 인해 혈당이 내려가게 되어 체내에 소량의 인슐린으로도 그 기능이 크게 향상된다. 또한 지질대사 장애를 감소시키고 혈전형성을 예방하며, 동맥경화증을 억제하여 혈압의 증가를 방지한다. 특히 인슐린 비의존성 당뇨병은 운동만으로 큰 효과를 얻을 수 있다.

(2) 운동방법

당뇨병 환자는 운동전에 반드시 전문기관을 찾아 당뇨병으로 인한 합병증인 동맥경화, 심장병, 고혈압 등의 진행정도를 검진 받은 후에 과학적인 운동처방을 받아 운동을 실시하는 것이 불의의 사고를 예방하는 것이다. 당뇨병환자에게 적절한 운동은 심폐기능과 근력을 동시에 발달시킬 수 있는 운동이면 좋다. 가벼운 유산소운동(걷기, 자전거, 수영 등)과 웨이트트레이닝 같은 저항운동 등이 있겠다.

① 운동의 구성

운동량의 구성은 유산소운동 80%, 근력운동 15%, 유연성운동 5% 비율로 구성하고 운동에너지의 하루량이 200~300kcal정도 되도록 한다.

② 운동종목

대근육군운동(걷기, 달리기, 조깅, 수영, 자전거타기 등), 정적인 운동, 유연성 운동(체조)등 이 있고 준비운동(5~10분) 및 본운동(40~50분) 그리고 정리운동(스트레칭 5~10분) 등으로 구성하는 것이 좋다.

③ 운동의 강도

조금 힘들 정도(최대심박수의 40~80% 수준)가 적절하고 하루 30~60분(인슐린의존성 10~30분, 인슐린 비의존성 30~60분)정도, 주3일 이상 꾸준히 해야 한다.

(3) 운동 중 유의사항

① 동맥에 플라크가 생성되어 심혈관질환의 위험을 유의한다.

② 경구혈당강하제나 인슐린 주사로 약물요법을 시행하고 있거나 공복 시 운동은 저혈당 위험이 있다.
③ 식사 30분후 혈당이 가장 높을 때 시작하는 것이 좋다.
④ 운동전 혈당검사결과 100mg/dℓ이하인 경우 간식을 한 후 실시한다.
⑤ 인슐린 투여는 적어도 운동 1시간 전에 한다.
⑥ 인슐린 투여와 운동을 병행할 때에는 인슐린 투여량을 줄인다.
⑦ 소변생산 증가로 인한 탈수증이 나타날 수 있다.
⑧ 고강도 저항 운동 시 발살바조작(valsalva maneuver)이 일어나지 않도록 정상적인 호흡을 유지한다.
⑨ 순환장애로 인한 팔다리 손상을 주의한다.
⑩ 가급적 혼자 하는 운동보다는 여럿이 운동하는 것이 좋겠다.
장시간 운동은 저혈당을 야기할 수 있으므로 30분마다 약간의 당분을 섭취한다.
⑪ 만성합병증이 있는 경우 운동선택을 신중히 해야 한다.

즉, 망막에 합병증이 있는 경우 무산소운동과 머리 움직임이 과격한 운동은 망막박리를 야기하여 실명을 초래할 수 있고, 신장 합병증은 단백뇨를 증가시킬 수 있으며, 말초신경의 합병증은 인대나 관절손상을 야기할 수 있으므로 주의해야 한다.

⑫ 공복혈당이 ≥250mg/dℓ이고 소변에 케톤이 존재하는 경우는 운동을 금지해야 한다.

8 당뇨병의 예방

① 식생활과 운동으로 체중조절을 한다.
② 당뇨병의 조기발견, 조기치료를 위하여 요당, 혈당검사를 정기적으로 실시한다.
③ 가족력이 있는 사람은 정기진단을 실시해야 한다.

제 7 장 암과 운동

1. 암의 원인
2. 암의 종류
3. 암과 운동의 필요성

오늘날 세균성 질환이나 결핵이 퇴치되어감에 따라 질병의 양상도 큰 변화가 있어 3대 사인 중 1위가 암이고, 2위가 뇌혈관질환, 3위가 심혈관질환이다(2013년 사망원인 통계).

암이란 정상정인 신체 세포를 파괴하고 침윤하여 무절제하게 분열증식하고 림프관이나 혈관을 통하여 다른 조직으로 전이(metastasis)되는 능력이 있다. 이렇게 암은 비정상적인 세포가 재생산되어 조직을 파괴하고, 기계 · 화학 · 내분비적 장애를 야기하며, 대부분 다른 부위로 돌아다니며 2차 공격하는 것으로 악성종양(malignant tumor)이라고도 한다.

1 암의 원인

암의 종류가 다양한 것처럼 그 원인도 복잡다양하나 가장 널리 알려진 유전적 유전성 변이와 발암 물질에 장기적 노출로 인한 유전성 변이 때문이다. 그러나 기본과정은 DNA나 RNA의 변화로 세포가 정상적인 생식억제 기능이 파괴되어 비정상적인 세포가 무절제하게 재생산되는 것이다.

1) 발암물질

세포는 구조적으로 처음부터 암을 유발할 수 있는 발암인자를 갖고 있고 주위 환경요인이나 바이러스 등에 의해 발암인자가 자극을 받아 다시 작동을 시작하면 세포가 증식을 시작해서 암이 발생하는 것이다. 그러므로 발암인자를 작동시키는 기전을 찾아내어 이를 피해야만 암발생을 최소한 감소시킬 수 있다.

2) 자극

물리 · 화학적요인과 방사선 등의 외부자극에 장기간 노출되어 발생된다는 것으로 흡연과 폐암, 과다한 자외선 노출과 피부암, 백혈병을 들 수 있다.

3) 바이러스

암이 바이러스에 의해 발생된다는 설로 유두종 바이러스(HPV), B형간염, C형간염 등과 같이 거의 15%정도가 연관성이 있다고 한다.

4) 질환의 장기방치

질병을 장기간 치료하지 않을 경우 암으로 전이된다는 것이다. 간염이 간암, 위궤양이 위암, 자궁경관염이 자궁경관암으로 진전되는 경우이다.

5) 유전

모든 암이 유전과 관계가 있는 것은 아니지만 약 10%는 암 발생이 혈통적으로 상관이 있다. 특히 망막아세포종(retinoblastoma)은 친자녀에게 빈번히 발병하며 유방암, 위암, 대장암, 직장암, 전립선 및 난소암 등도 특정 가족 중에서 흔하게 발생하는 경우가 있다. 그러므로 암에 대한 가족력을 가진 자는 정기적인 검진이 필요하다.

6) 내분비 이상

암 발병률이 내분비 이상으로 생긴다는 것은 독신녀와 이혼녀가 유방암 발생이 많은 것으로 설명할 수 있다.

7) 환경요인

기후요인으로 선원과 농부에게 피부암이 잘 발생하고, 주혈흡충(schistosoma)에 오염된 음료는 방광암을 유발한다. 또 사회 · 경제적 환경이 암발생과 밀접한 관계가 있다.

8) 음식물

일상에서 섭취하는 음식 중 짠음식, 태우거나 높은 온도에서 조리한 것은 항상 암을 유발할 수 있다. 또한 동물성 지방 과다섭취는 대장암 · 유방암 발생률을 높이고,

잡곡 · 채소 등의 섭취는 대장암 발생을 감소시킨다.

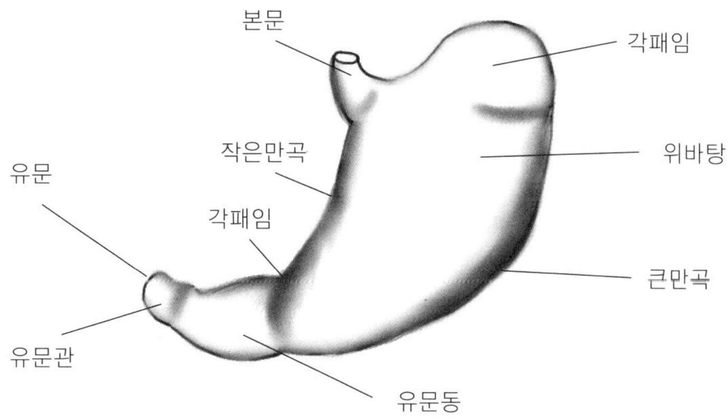

그림 7-1. 위의 구조

9) 흡연

흡연은 최고의 위험인자로 미국의 국립 암 연구소(NCI)는 폐암의 87%, 암사망의 30%가 흡연이 원인이라고 하였다. 폐암 뿐 아니라 구강암, 식도암, 후두암, 췌장암 등 전신적으로 암 발생률을 증가시킨다.

2 암의 종류

1) 위암(stomach cancer)

(1) 개 요

위암은 구미 선진국에서는 발생 빈도가 현저히 감소추세이나, 한국에서는 아직도 높은 발병을 나타낸다. 한국인 위암환자의 평균연령은 51세이며 대부분 40~60대이나 드물게 20대에서 나타나기도 하며 그 발생률은 남자가 여자보다 2배가량 높다.

위암은 위점막 상피에 생기는 위선암(90%)이 대부분이고 근육종, 림프종 등이 있다. 위선암은 처음에 위의 표면점막 세포에서 발생하여 점막-점막하층-근육층 및 장막층을 따라 진행되고, 심하면 위벽을 뚫고 복막내에 퍼지게 된다. 조기위암이란 암의 침윤정도가 점막층 내지 점막하층까지 도달했을 때를 말하며, 점막하층을 지나 근육층 이상 혹은 주위 림프절로 진행된 것을 진행위암이라 한다.

(2) 원인

위암의 정확한 원인은 아직까지 잘 알려지지 않았으나 유전성도 한 요인일 것이라고 생각되며, 곰팡이의 대사산물인 아플라톡신(aflatoxine)과 태운생선이나 고기에 존재하는 니트로사민(nitrosamine) 등과 같은 발암물질이나 발암전단계 물질, 방부제 성분의 하나인 아질산염(nitrite)이나 음식 내 질산염(nitrate)등이 발암물질로 알려져 있다. 또 염분과 고춧가루 과다섭취는 위점막 손상을 야기하고 특히, 한국음식 중 고열식이나 매운 음식이 위암발생을 증가시키고 된장국, 우유, 인삼 등은 위암발생을 억제시킨다. 최근에는 위점막 내 헬리코박터 파이로리(heilcobactor pylori)균 감염이 위암과 관련성 높은 것으로 나타난다.

그밖에 위암을 일으킬 수 있는 전구질환 즉, 악성빈혈로 인한 만성위축성위염, 만성소화성궤양, 무염산증 등도 원인으로 들 수 있다.

(3) 증상

위암의 초기단계에는 증상이 모호하여 뚜렷한 증상이 없으며 위암환자의 약 50%는 상당히 진행될 때까지 아무런 증상이 없을 수 있다.

위암이 상당히 커져 위의 운동이 장애가 생기면 지속적인 상복부 동통 및 복부팽만감과 함께 소화불량, 식욕감퇴, 트림, 헛배부름, 체중감소, 오심 등이 나타나며, 동통형태는 양성 위궤양과 비슷하다. 지속적인 복통은 종양이 위벽 밖까지 침윤되었음을 암시하는 것이며, 분문부에 종양이 있을 때에는 흉골 아래나 심장 앞에 통증이 나타날 수 있다.

구토는 늦게 나타나는 소견으로 위벽이 현저히 늘어나고 두꺼울 때 나타나며, 폐쇄 증상은 유문부 근처에 종양이 있을 때 더 빨리 나타난다. 지속적인 식욕감퇴와 체중감소로 병이 치료될 수 없는 단계에 이르렀을 때 비로소 전신쇠약 증상이 나타나며, 위 부위에서 덩어리(mass)를 만질 수 있게 되고 위내에서 서서히 출혈이 일어나 흑색변과 빈혈을 동반하기도 하며, 피를 토하거나 천공으로 인해 복막염을 일으키기도 한다.

(4) 검사 및 진단

① 방사선 투시 검사

기본적 진단검사법은 바륨을 먹인 후 위의 방사선 투시검사를 하는 것으로, 특히 위에 기포제와 바륨용액을 동시에 주입하여 점막표면 위에 있는 바륨면을 세밀히 관찰하는 상부위장관조영술이 조기발견에 널리 이용되는 섬사법이다. 방사선 검사의 정확도는 조기암에서 80~85%, 진행암에서 85~90%에 이르며 의심스러우면 내시경 검사와 조직검사를 실시한다.

② 위내시경 검사

위내시경은 위속 구석구석까지 상세히 들여다 볼 수 있고, 사진도 찍을 수 있으며 조직검사도 가능하다. 점막의 색깔변화, 파괴 유무 및 형태, 함몰, 융기 등을 상세히 관찰하고 병변이 있으면 조직을 떼어내어 병리검사를 함으로써 90~98%정도의 정확도로 조기 진단할 수 있다. 또 위 분비물에 유리산염이 없는 것은 위의 종양을 의심할 수 있으녀 위액의 세포학직 김사에시도 암세포가 발견될 수 있다.

③ 컴퓨터 단층촬영

진행정도와 전이여부를 검사하는 것으로 컴퓨터 단층촬영(CT)과 양전자 단층촬영(pet-CT)을 이용한다.

(5) 치료

위암의 사망빈도가 아직 높은 것은 조기진단에 실패하거나, 치료기회를 놓치기 때문이다.

위암의 치료방법으로 수술요법, 항암화학요법, 면역요법, 온열요법, 방사선요법 등이 있으나 완치할 수 있는 가장 좋은 방법은 위절제술(total gastrectomy)로 조기위암의 경우는 근치적인 위절제술만으로 완치가 가능하다. 진행위암의 경우에는 실제로 눈에 보이지 않는 미세전이나 현미경적인 잔류 암세포의 존재가능성 때문에 이를 제거하기 위해서는 근치적 절제술 외에도 면역화학수술요법이 필요하다.

(6) 예방

① 위암을 예방하기 위해 가족력이 있거나 전구질환이 있는 경우 주기적인 검사를 실시한다.
② 어릴 때부터 식생활 개선과 특히 짜고 소금에 절인 식품(생선, 채소)과 자극성 음식물은 피해야 한다.
③ 방부제로 사용하는 질산염, 아질산염이 포함된 음식물은 위와 장에서 단백질과 반응하여 나이트로소아민이라는 강한 발암물질을 생성하므로 피한다.
④ 평상시 단백질이 풍부한 식품(두류, 육류), 신선한 녹황색야채(비타민 A, C)와 낙농제품을 섭취한다.
⑤ 정상인도 40세 이후에는 1년에 1회의 위내시경검사를 실시하고 2~3년 동안 문제가 없으면 2년에 1회 실시한다.

2) 대장암(large intestine cancer)

(1) 개요

최근 우리나라도 서구화된 식생활 등의 이유로 대장암 발생 빈도가 현저히 증가하고 있는 추세이다. 대장암은 2000년 전까지만 발생빈도 4위였으나 2000년도 이후부터는 위암에 이어 2위에 올랐을 정도로 발생빈도가 높은 암중의 하나이다. 대장암에 걸리는 빈도는 남성과 여성이 모두 비슷하다.

대장은 직장과 결장으로 구분하며 결장은 다시 상행결장, 횡행결장, 하행결장으로 나눈다. 직장은 항문으로부터 약 15cm 안쪽까지의 대장을 말하며 결장에 생긴 암을 결장암, 직장에 생긴 암을 직장암이라고 부른다. 대장암의 약 70%는 직장과 그 바로 위의 S결장에서 발생된다(그림 7-2).

대장의 길이는 평균적으로 약 1.5m이고, 결장과 직장으로 이루어져 있으며 소화·흡수되고 남은 음식물이 머무르는 곳이다. 이곳에서 전해질, 지방산, 액체성상내용물의 수분을 흡수하여 반고형성 변으로 전환시켜 대변으로 저장하고 배변에 관여한다.

(2) 원인

대장암이나 직장암이 늘어나는 원인은 먹거리의 변화가 주된 원인이다. 동물성 지방식, 운동부족, 정신적 스트레스, 과도한 음주도 암을 일으키는 원인으로 작용한다.

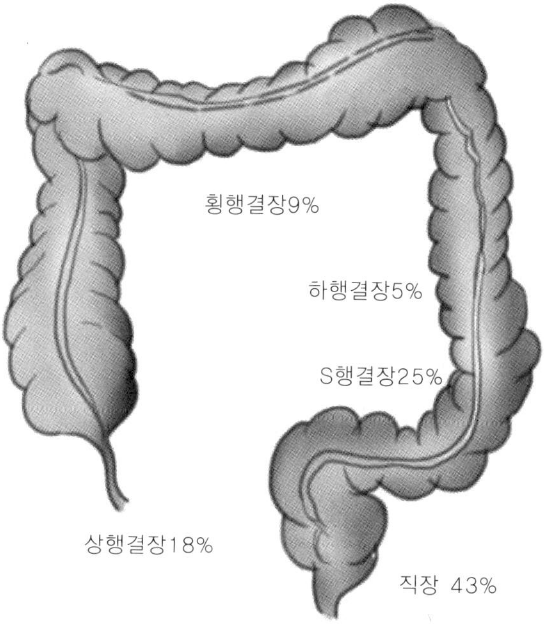

그림 7-2. 부위별 발생빈도

변비는 대변의 발암 물질이 대장점막에 접촉할 기회를 증가시키기 때문에 대장암 발생을 증가시킨다. 대장암은 특히 가족력이 중요하게 생각되며 전체 대장암의 40%정도는 유전자의 이상과 관련이 있다고 알려셔 있다.

술과 담배는 여러 가지 이견이 있으나 술은 일반적으로 관련이 있다고 보고 담배에 대하여는 대장암과 관련이 있다고 보지는 않는다. 또 대장암의 선행질환이나 대장암에 많이 걸릴 수 있다고 알려져 있는 질환으로는 궤양성 대장염, 크론씨병(crohns diseas:국한성 장염), 가족성용종증, 방사선치료를 받은 경우 등이다.

(3) 증상

대장암에 특징적인 증상은 없으며, 양성질환의 경우에도 암과 유사한 증상이 나타난다. 혈변, 변이 가늘어지거나, 잔변감, 복통, 대변의 횟수증가, 설사와 변비를 반복하게 되는 등 배변에 관한 증상이 많으며, 이들은 S상결장이나 직장에 발생한 암에서 나타나기 쉬운 증상이다. 장내강이 좁아져서 생기는 복통이나 복명, 복부팽만감이나 통증을 수반하는 응어리가 초발증상인 경우도 있다. 때로는 구토와 같은 암에 의한 장폐색 증상이 나타나서 발견되거나, 대장암이 전이하여 생긴 폐나 간에서 먼저 발견되어 대장암임을 알게 되는 일도 있다.

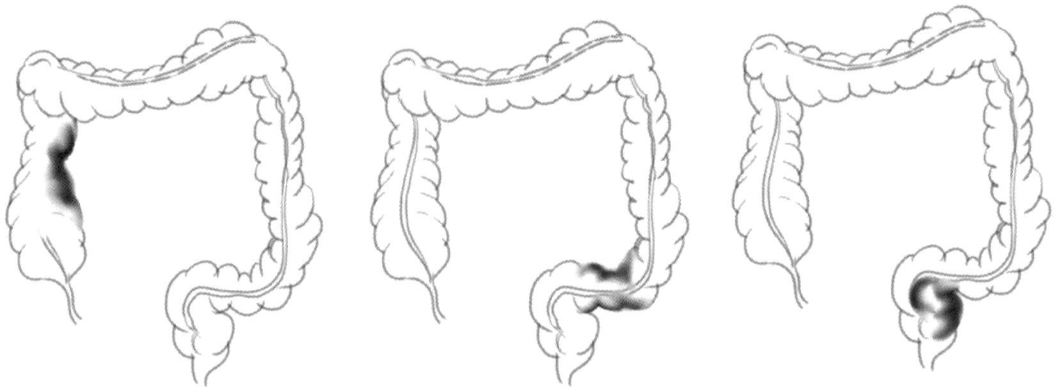

상행결장암(우측대장암) 하행결장암(좌측대장암) 직장암

그림 7-3. 대장암의 종류

(4) 검사 및 진단

일상적인 검사로는 문진으로 병력, 가족력 조사를 하고, 전신 · 복부진찰, 직장수지 검사를 일차적으로 검사한다. 대장암의 진단을 확정하기 위해서는 대장조영술과 대장내시경이 필수적이다.

① 직장수지검사

직장에 손가락을 넣어서 만져보는 검사로 직장암의 75%정도를 발견할 수 있다.

② 대장조영검사

식사 제한 후에 설사약을 써서 사전준비를 충분히 한다. 그런 다음 항문으로 바륨과 공기를 주입하여 X선 사진을 찍어 검사한다.

이 검사는 직장암보다 대장암의 위치, 크기 등을 파악하는데 도움이 된다.

③ 대장내시경

S상결장까지 관찰하는 짧은 내시경과, 맹장까지 모든 대장을 구석구석 관찰할 수 있는 긴 내시경이 있다. 검사를 받는 분이 직접 화면을 보면서 의사의 설명을 들을 수 있으며, 용종이나 조기암을 절제할 수도 있기 때문에 대장조영 검사보다 정밀도가 높고 유용한 진단방법이다.

④ 종양표지자

대장암을 조기에 발견할 수 있는 종양표지자는 아직 없으나 CEA라고 불리는 표지자는 주로 대장암의 진행도와 치료효과를 판정하는 지표로 사용되고 있다.

⑤ 방사선 진단

CT, MRI, 초음파 등의 검사는 수술 전에 다른 부위의 암을 찾아내는 데는 매우 진보된 검사법이지만, 대장에 생긴 질환을 발견하는 데는 적합하지 않다. 대장암에 있어서는 원발 병소의 진전정도와 간으로의 원격전이 여부를 알아보기 위해 사용된다.

(5) 치료

치료법에는 내시경적치료, 외과요법, 방사선요법, 화학요법이 있다.

① 내시경적 치료

내시경으로 관찰하여 폴립이 있으면 절제하고 줄기가 있는 폴립은 스네어(snare)라고 불리는 철사를 폴립의 기부에 걸고 전기로 태워서 잘라낸다. 줄기가 없고 평탄한 폴립의 경우에는 주변 점막을 들뜨게 하여 넓은 범위의 점막을 태워 없애는 내시경적점막설제술(EMR)로 적출하고 적출한 폴립의 병리학적(현미경)검사를 실시한다. 그러나 병리검사에서 병변의 깊이가 점막근판을 넘어서까지 퍼져 있으면 림프절전이가 일어났을 가능성이 10%정도 있으므로 외과요법이 필요하게 된다.

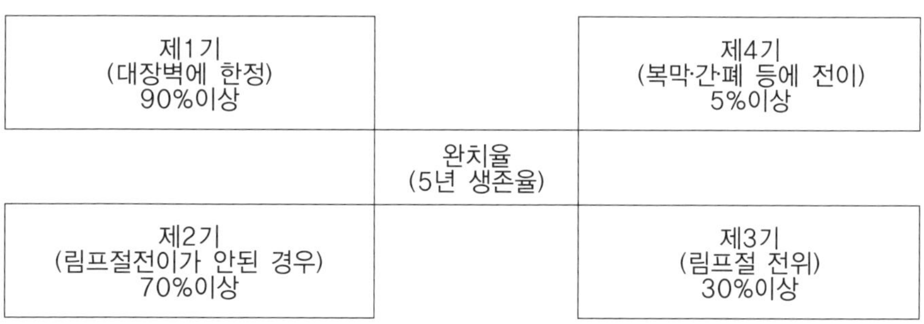

제1기
(대장벽에 한정)
90%이상
제4기
(복막·간폐 등에 전이)
5%이상
완치율
(5년 생존율)
제2기
(림프절전이가 안된 경우)
70%이상
제3기
(림프절 전위)
30%이상

그림 7-4. 대장암의 완치율

② 외과요법

ㄱ. 결장암의 수술

대장암의 치료는 외과요법이 기본으로, 조기암인 경우에도 70% 정도는 개복수술을 필요로 한다. 결장암의 경우 결장을 많이 절제해도 수술 후에 기능장해가 거의 일어나지 않는다.

ㄴ. 결장암의 복강경하수술

내시경적치료가 곤란한 커다란 폴립이나 침윤경향이 적은 조기암을 대상으로 한다. 수술 시간은 약간 길지만 10cm이하의 상처만 내고 절제할 수 있기 때문에 수술 후의 동통도 적고, 수술 후 3~4일 만에 퇴원할 수 있는 등 부담이 적은 수술이다.

ㄷ. 직장암의 수술

직장은 골반내의 깊고 좁은 곳에 있으며, 직장 주위에는 방광 · 자궁 · 난소 등의 비뇨생식기가 있어 수술 시에 항문괄약근, 성기능, 비뇨기능의 보존여부, 장루(인공항문)의 설치등도 고려해야 한다. 이들 장기들은 골반 내에 있는 자율신경이라고 불리는 가느다란 신경섬유에 의해 지배되고 있다. 진행되지 않은 직장암에 대해서는 자율신경을 모두 완전히 보존할 수 있으므로 배뇨 · 배변 및 성기능에 손상을 주지 않는다.

③ 방사선요법

방사선요법은 효과적인 치료이기는 하지만 우리나라의 경우 직장암에 대해서는 그다지 실시되지 않고 있다. 방사선을 조사하면 암조직 뿐만 아니라 주위의 장기에도 손상을 입히기 때문이다. 그러나 골반 내 전체를 차지할 정도의 커다란 암에 대해서는 수술하기 전에 방사선요법을 실시하고 나서 수술을 하거나 화학요법을 병행하는 경우도 있다. 한편, 유럽이나 미국에서는 절제를 작게 하는 대신 수술전후에 방사선요법을 실시하고 있다. 수술 후에 골반 내에 재발한 암이나 동통에 대해서는 종종 방사선요법이 실시된다.

④ 화학요법

진행성암의 수술 후에는 재발방지를 목적으로 항암제를 사용한 보조화학요법이 실시된다. 암이 재발한 경우에는 예방적인 보조요법보다 더 많은 항암제를 사용한 병용요법이 실시된다. 간에만 전이가 일어났을 때에는 간동맥으로 항암제를 주입하는 간동맥주입화학요법을 실시한다.

⑤ 수술 후의 관리

대장암은 다른 소화기암에 비해 완치가능성이 높다. 그러나 수술 후에는 재발을 조기에 발견하기 위해서 정기적인 검사를 받는 것이 매우 중요하다. 주로 간이나 폐로 전이가 일어난 경우는 병소를 절제하는 치료를 바로 실시하는 것이 매우 중요하다. 따라서 수술 후 3년 동안은 3~4개월에 한번 병원에서 흉부X선 검사, 간의 CT 촬영, 초음파검사, 종양표지자 등의 검사를 받아야 한다.

(6) 예방

① 암을 예방하고 장을 튼튼히 하려면 규칙적인 운동과 육식(30% 이하)을 절제하고 식이성 섬유(하루 20~30g 이상)가 풍부한 음식을 먹는 것이 가장 좋은 방법이다.
② 비타민 C · E와 칼슘이 풍부한 식사를 한다.
③ 짠음식, 굽거나 튀긴 음식, 지나친 당분섭취는 줄인다.
④ 운동부족, 육식, 음주, 스트레스 등의 원인을 제거하여 장을 튼튼히 해야 한다.
⑤ 대장은 항상 따뜻해야 한다. 인체를 이등분해서 가슴 위쪽으로는 항상 차게하고 배와 다리는 항상 따뜻해야 한다.
⑥ 하루 1.5ℓ 이상의 충분한 물을 마신다.
⑦ 50세 이후는 5년마다 정기적으로 대장 내시경검사를 실시한다.

3) 간암(liver cancer.Hepatocellular Carcinoma)

(1) 개요

간은 문맥(portal vein)으로 영양소를 받아 탄수화물대사 · 지방대사 · 단백질 대사가 일어나는 생화학공장이고 비타민(A, D, B_{12})과 Fe저장 한다. 쓸개즙(담즙, bile)을 분비하고 독성 물질을 해독작용(detoxification)한다.

간암의 대부분은 간염바이러스에 의한 간경변증을 앓고 있는 사람이 90%를 차지하며, 특히 B형간염 바이러스가 양성인 간경변증환자 중 25%가 5년 이내에 간암으로 진행된다고 알려져 있다(그림 7-5).

간암의 종류에는 원발성간암과 전이성간암으로 나누며, 원발성간암은 암세포가 일차적으로 간에 생긴 간암을 말하는 것으로 5~20%정도를 차지한다. 전이성간암은 위암, 식도암, 췌장암, 대장암 등 다른 장기에서 생긴 암이 이차적으로 간을 침범하는 것이다. 여기서는 원발성 간암을 다루고자 한다.

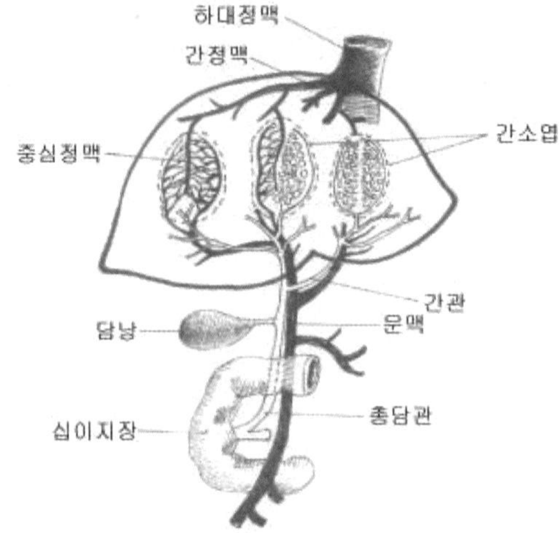

그림 7-5. 간의 기본적 구조

(2) 원인

간암의 원인에는 몇 가지 있으나 그 중 B형(70%), C형 간염(20%)이 간암의 주요 발생원인 이다. 또 알콜중독, 간의 기생충 감염, 간경화 환자 등이 간암으로 발전하며 출산 시 산모로부터 B형간염에 감염되어 30~40년 후에 간경화증, 간암으로 발병되는 경우도 있다. 그 외 아플라톡신이라는 독소를 장기간 섭취하게 되면 사람의 세포면역체계를 약화시킴으로써 B형간염 바이러스가 간암을 유발하는데 보조적 가능성도 있다.

(3) 증상

초기증상은 별증상이 없으나 진행될수록 오른쪽 상복부의 간이 붓고 만지면 통증도 있고 복수도 생길 수 있다. 또 쉽게 피로감을 느끼고 소화불량 증세로 가스가 가득차서 헛배가 부르거나 방귀가 자주 나오고 구역질과 식욕이 감퇴하며 오줌이 진해지거나 눈에 황달이 나타나기도 한다. 잇몸출혈이나 비출혈이 자주 나타나고 여성의 경우 무월경이 되기도 한다. 피부의 변화로 얼굴이 흑갈색으로 거칠어지고 목이나 가슴에 거미줄 모양의 혈관종이 생기며 손바닥, 발바닥의 혈관이 확장되어 붉게 보이게 된다.

말기증상은 간부전증상이 나타나며 담도 압박에 의한 황달(jaundice), 복부내장의 혈류장애에 의한 복수, 간부위의 통증이 심해지고 심한 소화불량으로 육식섭취를 할 수 없어 매우 쇠약해 진다. 담도에 2차적 세균 감염이나 암 조직이 파괴되면 다른 암과 다르게 열이 난다. 간세포 파괴로 인한 간부전으로 정상혈액순환이 어려워 간으로 들어가는 혈류가 원활치 못하면 문맥압의 상승이 발생하며, 이로 인해 비장이 커지고, 복수가 차기도 하며 다리에 부종이 나타난다. 간으로 들어가지 못한 혈류가 식도 정맥으로 우회하며 압력을 증가시켜서 식도정맥류 출혈을 일으키게 되면 새빨간 피를 토하거나 새까만 혈변을 누게 된다. 또한 간암의 바깥쪽 막이 저절로 터져 복강 내로 출혈이 되어 배가 팽만하거나 심한 출혈로 쇼크에 빠지기도 한다. 간에서 요소로 처리되어 소변으로 배설되어야 할 질소물질이 간을 통과하지 않고 암모니아 형태로 전신 혈액 속에 정체함으로써 간성 혼수를 일으키기도 한다.

(4) 검사 및 진단

간암은 진찰 시 오른쪽 간 부위를 촉진해 보면 통증을 수반하는 딱딱한 덩어리가 만져지게 된다. 이러한 증상과 진찰소견 외에 간암표지인자 AFT(Alph Feto Protein)라는 혈청검사, 확진을 위해서 초음파검사, CT 및 MRI촬영을 한다. 또 진단이 확실치 않을 경우 혈관에 카테타를 삽입해 조영제를 투입하는 혈관조영술과 복강경을 이용한 조직검사를 시행하여, 간질환의 확진과 종양의 종류가 양성인지 악성인지를 구별한다. 복강경 검사는 배꼽부위 피부를 절개하여 복강경을 삽입하여 간 표면의 전반적인 병변 뿐 아니라 주위 장기도 함께 검사하는데 매우 유용한 검사법이다.

(5) 치료

간암은 진행속도가 매우 빨라서 진단을 받은 뒤 6개월 이내에 사망하는 것이 보통이다. 대부분 간암은 간경변증과 동반하여 나타나지만 간경변증이 심하지 않고 국소적으로 간암이 단엽(single lobe)에 국한되어 생기거나 다른 조직으로 전이되지 않았을 때에는 간엽절제술(hepatic lobectomy)이 가능하므로 간기능검사, 간 컴퓨터 단층촬영, 복강경검사, 간동맥조영술 등의 검사를 실시하여 간암의 범위를 확인하여 절제한다. 간엽절제술은 암의 원발소는 물론 전이될 부분도 절제하게 되는데, 간은 재생능력이 높아서 70~80%의 절제도 가능하다. 때로는 간경화증이 심하거나 종양이 퍼져 있어 수술이 불가능한 경우에는 간동맥을 통하여 항암제를 주사하는 간동맥화학색전술, 고주파 열 치료기로 간암을 태워 없애는 방법, 홀륨과 같은 방사성 동위원소 물질을 이용하기도 한다. 또 간암조직에 영양을 공급하는 간동맥에 인위적으로 혈전을 형성시켜 혈관을 폐쇄시키는 색전술이 치료효과를 보기도 하며 간이식을 실시하기도 한다.

(6) 예방

① 간암의 주원인이 되는 B형 · C형간염을 예방하는 것이 최선책이라고 하겠다.
② 간염보균자는 여자 40세, 남자 30세 이후에 6개월에 한번은 혈액검사와 복부초음파 진찰을 받는다.
③ 간경변증이 있는 경우 나이에 관계없이 6개월마다 같은 검사를 받는다.
④ 산모가 간염바이러스 보유자일 경우는 신생아에게 출생12시간 이내에 면역글로불린 및 예방접종을 실시한다.

4) 폐암(lung cancer)

(1) 개요

폐암이 세계적으로 남성 암종류에 있어서 큰 부분을 차지하는 것과 같이 우리나라에서도 빠른 속도로 환자의 수가 증가하고 있다. 최근 여성 흡연인구의 증가로 인해 여성에게서도 계속 증가하는 추세이다. 폐암은 주로 한쪽 폐에서 시작되어 임파절, 폐 내의 다른 조직, 양 폐로 확산되고 임파절이나 혈액을 통하여 전신으로 확산되기도 한다. 전이 장기는 뼈, 뇌, 간, 심장, 신장, 부신 등이다. 이러한 폐암은 소세포폐암(small cell lung cancer)과 비소세포폐암(non-small cell lung cancer)으로 분류하며 비소세포폐암은 조직형에 따라 편평상피암, 선암, 대세포암 등으로 나눈다.

1977년 세계보건기구에서는 폐암의 종류를 13가지로 구분하여 특히 흔한 암을 5가지로 나누고, 편평상피암종(squamous cell carcinoma)이 50~60%, 소세포암(small cell carcinoma)이 20%, 선암종(adenocarcinoma)이 10~15%, 그 외 대세포암종(lage cell carcinoma)과 기타 암종이 발병된다고 하였다. 이중에서 가장 많은 편평상피암은 어느 종류보다도 담배와 연관이 있다고 한다(그림 7-6).

폐의 악성종양(malignant)에는 원발성 폐암과 전이성 폐암이 있으며, 원발성 암은 기관지점막에서 시작되고 전이성 암은 자궁, 갑상선, 유방 등으로부터 전이된다.

(2) 원인

폐암은 다른 암과 마찬가지로 그 원인이 확실히 알려지지는 않았으나 만성적 자극이 원인이 되며, 특히 80~90%가 흡연이 원인이고 흡연의 총량과 폐암의 발생은 비례하여 하루에 1갑씩 40년을 흡연한 경우(40갑년) 폐암발생률은 60~70배가 높다.

그 외에 폐결핵을 앓았거나 현재 앓고 있을 때 선암이나 편평상피암의 예가 자주 보고된다. 또 석면, 우라늄, 니켈을 취급하는 직업인에게서 폐암발생률이 높은 것으로 보고되고 있으며, 자동차에서 나오는 배기, 공장의 매연, 석탄의 불완전 연소, 방사성물질, 유전적 원인에 의한 것 등 여러 가지 추측되는 원인이 있다.

(3) 증상

폐암은 악화되기 전까지는 증상이 나타나지 않으나 일반적 증상으로 만성적인 기침, 호흡곤란, 피가 섞인 객담, 천명음(씩씩하는 소리, wheezing), 흉통 등이 동반되며 5~15%의 경우는 증상이 없고, 30%에서는 전신증상인 체중감소, 피로, 원인불명의 발열 등이 나타난다. 종양이 정맥을 압박하면 얼굴과 목이 붓고, 뇌증상, 관절염, 신경염, 빈혈 등의 합병증이 발생한다.

(4) 검사 및 진단

진단은 먼저 환자의 병력과 흡연력, 진찰소견, 흉부 X-선 소견과 함께 객담 검사, 기관지경검사, 경피적침흡인법, 특수촬영 등 여러 가지 검사를 하여 진단을 내린다.

① 흉부 X-선 검사: 가장 기본적인 검사이나 정확성이 떨어지는 단점이 있으므로 이전에 시행한 흉부 X-선 검사와 비교하는 것이 좋다.
② 객담 검사 : 기침, 가래가 있을 시 간단히 시행할 수 있는 검사법으로 암세포유형을 파악할 수 있다.
③ 기관지경 검사 : 가래로 진단할 수 없는 경우에 기관지경이나 화이버스코프라는 내시경을 입으로 삽입하여 기관지 관찰과 세포조직을 채취할 수 있다.

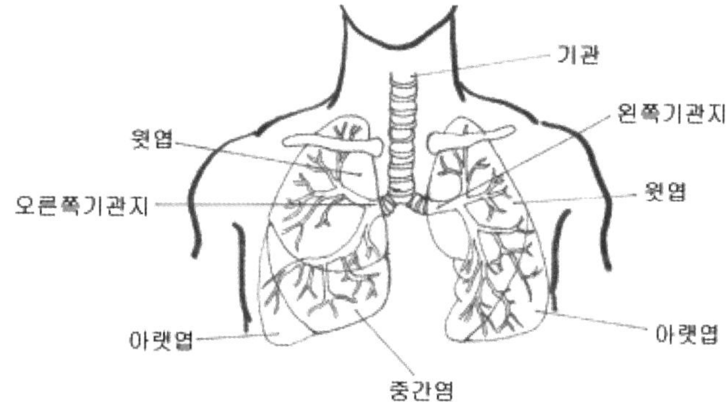

그림 7-6 폐의 구조

④ 경피적침흡인법 : 기관지경이나 객담 검사에서 확진되지 않을 때 늑골사이로 바늘을 삽입하여 세포를 채취한다.

⑤ 흉부전산화단층촬영 : 병기 결정을 위한 유효한 검사이다.

(5) 치료

① 비소세포암

흉부전산화 단층촬영, 전신골주사(whole body scan), 복부 초음파검사 등으로 진행정도를 평가하여 I기, Ⅱ기, Ⅲ기, Ⅳ기로 구분한다. 특히 비소세포암은 항암제나 방사선 치료의 효과가 미미하므로 조기 진단하여 외과적 절제가 제일 좋으나 실제로 수술이 가능한 폐암은 전체의 20%정도에 불과하다. 대개 전이되기 이전인 Ⅰ·Ⅱ기는 일차적인 치료로 한쪽 폐 모두를 절제하는 전폐절제술과 부문만 절제하는 폐엽절제술을 사용한다. Ⅲ기로 판명되거나 Ⅰ·Ⅱ기라도 수술이 불가능할 경우에는 방사선 치료나 항암제 투여를 시행한다.

방사선치료는 암종이 전이되는 것을 지연시키고 증상을 감소시킨다. 방사선 치료로는 아주 적은 수의 환자에서만 완치나 장기 생존을 기대할 수 있고, 주목적은 증상완화로 기침, 호흡곤란, 각혈, 뼈전이로 인한 통증과 같은 증상을 60~80% 완화시킬 수 있다.

항암제 투여는 완치를 기대하기는 어려우나 질병의 진전을 늦출 수는 있으며 치료에 반응이 있을 때에는 장기생존의 가능성도 있다. 수술요법이 불가능한 환자들에게 있어 방사선 치료와 항암제 투여를 병용하는 치료요법이 많이 시도되고 있다.

② 소세포암

소세포 폐암은 진행속도가 매우 빠르고 생존기간이 3개월 정도였으나, 항암제의 개발로 이제는 완치도 가능하게 되었다. 비소세포 폐암의 치료와는 대조적으로 소세포 폐암에서의 1차 치료는 항암제 투여이다. 소세포 폐암에는 한쪽 흉곽에만 병변이 국한되어 있는 국한성 병변과 그 이상으로 확대되어 있는 진행성 병변으로 나눌 수 있는데, 진행성 병변에서의 주 치료는 항암제 투여이며 국한성 병변에서는 항암제 투여와 함께 방사선 치료를 병용할 때 큰 치료효과를 볼 수 있다. 그러나 진행속도가 빠르고 치료 의 내성이 잘생겨 계획적인 강력한 항암치료가 필수적이다.

최근에는 소세포 폐암 치료에서 금기시되었던 수술요법도 항암제 치료와 병행하여 높은 치료효과를 보이고 있다.

(6) 예방

① 폐암의 80~90%가 흡연에 기인하므로 금연을 하고, 애연가는 매년 폐기능 검사 및 흉부 CT 촬영을 필수적으로 실시해야 한다.
② 비소, 석면, 방사능, 라돈(radon), 카드뮴, 니켈 등의 각종 유해물질을 피해야 한다.
③ 간접흡연의 피해는 직접흡연보다 심각하므로 유의해야 한다.

5) 유암(breast cancer)

(1) 개요

유암은 유선에서 발생하는 암으로 최근 서구에서 수위를 차지하는 암이다. 우리나라에서도 식생활과 환경이 서구식으로 변화되고 여성 흡연인구의 증가로 발생률이 증가하여 자궁암, 위암 다음으로 전체 여성암의 7~9%를 차지한다. 주로 40~60대에 많이 발생되고, 20대에 발병되기도 하나 건강에 대한 관심과 자가진단을 할 경우 조기진단을 할 수 있다. 특히 남성 유암은 여성에 비해서 흉근이나 혈관에 침윤이 빠르며 발견도 늦고 예후도 나쁘기 때문에 각별한 관심이 필요하다.

(2) 원인

유암발생과 관련된 역학적 요소는 여러 가지가 있으나 고지방 고단백 음식섭취, 호르몬제 섭취, 방사선 노출, 유전적 요인과 늦은 출산, 스트레스, 흡연, 음주, 브레지어 착용 등이 있다. 특히 여성호르몬인 에스트로젠은 유암유발 요인이므로 과다노출을 경계해야 한다. 그러므로 피임약과 호르몬 대체요법에 주의할 필요가 있고, 생리를 오래하거나 생리를 일찍 시작하여 폐경기가 늦은 경우, 미출산 여성, 모유 수유를 하지 않은 여성도 주의해야 한다. 또 초경전이나 초경 시 방사선에 과다 노출되면 발병 위험률이 높고 첫 임신기간에는 임신 전·후보다 발병률이 높다.

(3) 증상

유암의 증상은 멍울이 만져지거나 피부가 귤껍질 모양, 유두함몰, 궤양, 부종, 혈성유두분비 및 습진, 겨드랑이 아래의 임파선 종창을 나타낸다. 즉 70%정도가 우연히 통증이 없는 멍울이 만져지는 것이고, 10% 정도에서 동통을 수반한다. 피부 함몰이 나타나는 경우도 있으며 진행된 유암에서는 피부의 궤양이나 부종이 나타나기도 한다. 또 유두분비는 유방암증세 중 두 번째로 흔하며 투명한 흰색이나 녹색을 띠는 비혈성 분비와 혈성분비가 있다. 유두분비는 분비계의 변화, 호르몬제 복용, 양성유방질환 시에 나타나는 증상이며, 혈성일 경우에는 낭성유방질환, 유관유두종 등의 양성질환인지 유암인지를 진단해야하는데 혈성분비는 10명중 2명은 악성으로 나타난다.

(4) 검사 및 진단

주기적인 자가진단과 임상관찰은 유암의 조기발견을 위한 가장 좋은 방법으로 20세 이상의 여성은 매월 자가진단을 실시하고 30~65세 이상은 1~3년마다 임상진찰과 유방촬영(mammography)을 하는 것이 좋다.

① 유암의 자가 진단법: 20세 이상의 모든 여성은 유암의 조기진단을 위하여 자가진단이 필요하며 진단방법은 다음과 같다(그림 7-7).

ㄱ. 유암의 자가진단은 생리가 끝난 3~4일 후에 실시한다.

ㄴ. 거울 앞에서 유두와 피부의 색깔, 모양 등을 관찰하고 양손을 머리위로 들 때, 허리에 손을 대고 허리를 굽힐 때 이물감이나 당기는 부분이 있는지 관찰한다.

ㄷ. 비누나 분을 바르고 누워서 한손을 머리 뒤에 대고, 다른 손의 손가락을 평평하게 펴서 겨드랑이 부근에서 시작하여 수직상하 방향으로, 시계방향으로 유두로 더듬어 가면서 콩, 돌, 밤송이 등과 같은 돌출부나 덩어리 등이 만져지는지 촉진한다.

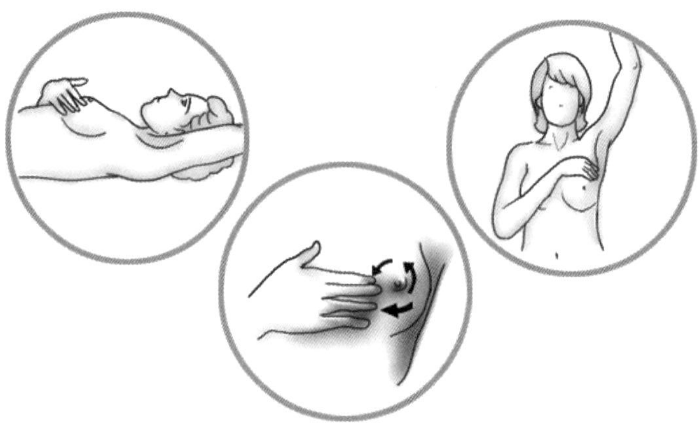

그림 7-7. 유암의 자가진단법

② 유방촉진 검사: 주로 부인과 검사에서 행하는 검사로 앉아서, 누워서 유방을 촉진하여 이상을 발견하는 검사로 유방의 대칭성을 관찰하고, 피부표면에 주름살이나 움푹 들어간 곳이 있는지, 돌출된 곳이 있는지를 살펴본다. 또 겨드랑이 부위에서 임파절의 수, 크기 등을 관찰하고 흉근이나 피하지방층 아래의 결절이나 응어리가 있는지 관찰한다.

③ 유방 X-선 촬영: 임상에서 많이 사용되는 유방 X-선 촬영은 85~90%의 정확성을 보이며, 특히 지방성 유방에서 정확도가 높다. 35세 이하의 젊은 여성, 사춘기 소녀들은 피하는 것이 좋고, 석회화 침착 소견으로 양성과 악성을 감별한다(그림 7-8).

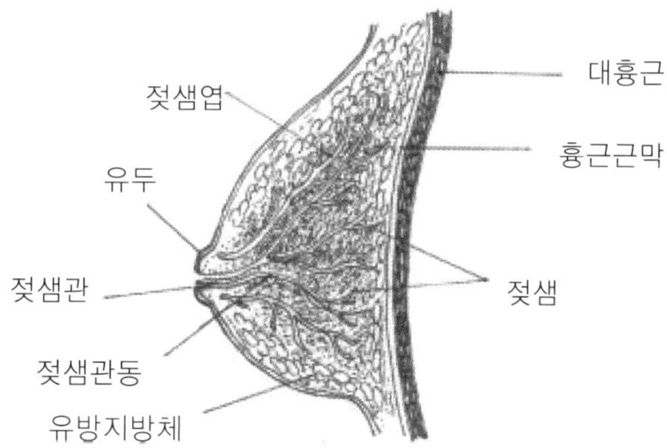

그림 7-8. 유방의 조직

④ 초음파검사: 낭성과 고형종양의 감별을 할 때 쓰는 진단방법으로 무해하기는 하나 진단의 정확도는 떨어지므로 유방 X-선 촬영의 보조 진단방법으로 쓰인다.

⑤ 온도촬영술: 온도변화로 진단하는 온도촬영술도 진단에 도움을 주는 보조진단방법이다.

⑥ 기타: 보다 정확한 진단을 위해서는 유방의 생검 조직검사(biopsy)를 시행하며, 낭종액과 유두분비물의 검사는 세포검사를 이용하고, 고형종괴 검사는 천자세포검사법(aspiration) 또는 진단을 위해 절개(incision)를 시행한다.

(5) 치료

유암의 치료는 진행된 병소의 외과적 절제와 더불어 방사선치료, 화학적 요법, 내분비요법 등의 보조적 치료방법을 함께 시행해야 수술 후 재발기간과 생존기간이 연장될 수 있다.

① 외과적 절제술

수술방법은 환자상태, 암의 크기 및 형태, 위치, 전이 유무를 고려하여 방법을 정한다. 수술방법에 있어 표준유방근치술(radical mastectomy)은 전체유방조직, 종괴로부터 적어도 5cm가 넘는 부위의 피부, 대흉근, 소흉근, 인접한 겨드랑이 임파절, 지방을 한 번에 제거하는 수술방법이며, 이 방법은 피부이식이 필요하고, 부종과 외관상 뚜렷한 기형이 나타나며, 후에 유방 재건술의 시행이 어렵다.

변형유방근치술은 흉벽의 기형 및 상지 부종의 합병증이 적고 수술 후 성형술이 용이한 방법이다. 부분유방절제술은 병소가 적은 경우 시행하는 수술방법으로 수술 후 방사선 치료를 추가 시행한다. 단순유방절제술은 겨드랑이 임파선이 음성인 I기 유암에서 주로 사용되는 방법이다.

② 방사선 치료

방사선 치료는 유방절제 후의 보조요법, 전이전 병소의 국소요법, 암이 넓은 부위로 전이되어 수술이 불가능할 때의 1차 치료로 사용될 수 있다.

③ 항암화학요법

단독요법과 병합요법으로 나뉘며, 병합요법이 더 효과적으로 알려져 있다.

④ 내분비치료

수술로 에스트로겐을 합성 분비하는 내분비 장기들의 제거방법과 약물요법으로 그 기능을 억제시키는 방법이다. 난소절제술은 에스트로겐 수용체가 양성일 때 효과적이며 부신 또는 뇌하수체 절제술은 호르몬 치료에 반응이 있었던 환자에게서 효과적이다. 약물에 의한 내분비 치료는 에스트로겐, 안드로겐, 부신피질호르몬 등이 쓰인다.

(6) 예방

① 유방암의 발생요인을 피하고 자가진단을 생활화함이 최선의 예방법이다.
② 조기진단을 위한 유방촉진검사를 정기적으로 실시해야 한다.
③ 비만이 되는 식단은 피하고 건강식을 실천한다. 비타민과 섬유질이 풍부한 식사를 하고 특히 콩은 여성호르몬 억제작용에 관여한다.
④ 알콜, 흡연은 금하고 적절한 운동을 실시한다.

6) 자궁경부암

(1) 개요

여성들에게 가장 많이 발생하는 부인암으로 자궁에서 발생하는 암을 총칭하는 말이다. 자궁암은 자궁경부암과 자궁내막암이 대부분을 차지하고 드물게 자궁체부에서 발생하는 자궁육종으로 나누며, 한국인에게서 가장 높은 발생빈도를 나타내는 악성종양이 자궁경부암이다. 자궁경부암은 초기암인 비침윤성경부암과 이미 진행되어 있는 침윤성경부암으로 나눌 수 있다.

(2) 원인

자궁경부암을 일으키는 주요 원인물질은 인유두종 바이러스(human papilloma virus : HPV)로 건강이 좋지 않은 여성이 감염되면 자궁경부암으로 진행된다. 자궁경부암에 걸릴 위험요소는 여러 가지가 있으나, 성관계가 크게 관계되는 것으로 보인다. 특히 미국암의학회(American Cancer Society)는 20세 이전에 성관계를 시작했던 여성, 여러 남자와 성관계를 가진 여성, 경제적으로 낮은 수준의 여성, 다임신 여성, 외도가 잦은 남편과 사는 여성, 교육정도가 낮은 여성, 불결한 개인위생이나 매독, 트리코모나스, 헤르페스 등 성교에 의한 성병의 경험, 흡연, 피임약 남용, 영양부족(비타민A)인 여성들에게서 자궁암에 걸릴 위험율이 높다고 하였다.

(3) 증상

초기 암인 이형상피증과 상피내암에서는 임상증상이 거의 없다. 또 침윤성경부암 환자라도 초기에는 대부분 증상이 없을 수 있으나 일반적인 임상증상은 성교 후 소량의 출혈, 혼탁한 대하, 식욕부진, 체중감소, 동통, 무통의 간헐적 질출혈 등이 나타난다. 종양이 커짐에 따라 출혈빈도가 잦아지고 출혈양도 증가하며 암조직이 괴사를 일으킴에 따라 심한 악취가 나는 분비물이 나오게 된다. 말기증상은 암세포가 요관, 골반, 좌골신경까지 침범하여 심한통증, 혈뇨, 혈변, 배뇨곤란 등의 증상을 나타낸다.

(4) 검사 및 진단

자궁경부암 진단을 위한 검사에는 세포진검사, 질확대경검사, 자궁경부확대촬영검사, 조직생검 등의 방법이 있다. 결혼한 여성은 1년에 1~2번 정도 정기적인 검진을 실시함으로써 이형증과 상피내암의 시기에 발견할 수 있다.

① 세포진검사(pap test)

질의 분비물을 채취하여, 이 분비물을 검사용 유리에 발라서 특수염색 후 현미경으로 검사하는 질도말법으로 자궁경부암의 조기진단에 꼭 필요한 방법이다.

② 자궁경부확대촬영검사

자궁경부를 4~10배 확대하여 암의 유무를 확인하는 검사법으로 질확대경검사와 경부조직검사의 필요성에 대한 결정을 하게 된다. 침윤성 경부암 뿐 아니라 초기암을 진단하는데 매우 효과적이며 자궁경부확대촬영 검사는 세포진검사와 함께 사용하는 것이 바람직한 방법이다.

③ 질확대경검사(colposcopy)

세포진검사로 이상세포가 나왔을 때 어느 부위인지 눈으로 보아서는 알 수 없기 때문에 질확대경검사가 필요하다. 질확대경을 통해 어떤 부위를 10~40배 확대하여 보면 이상세포나 암세포의 가는 모세혈관 등 암의 독특한 변화를 볼 수 있고, 육안으로 구분할 수 없는 이상부위를 발견할 수 있다.

④ 조직생검(biopsy)

세포진검사, 질확대경검사로 침윤성경부암이나 초기암의 의심이 있으면 꼭 조직검사로 확진한다. 의심나는 부위조직을 한 군데 또는 몇 군데에서 떼어내어 검사를 하면 정확한 진단을 내릴 수 있다.

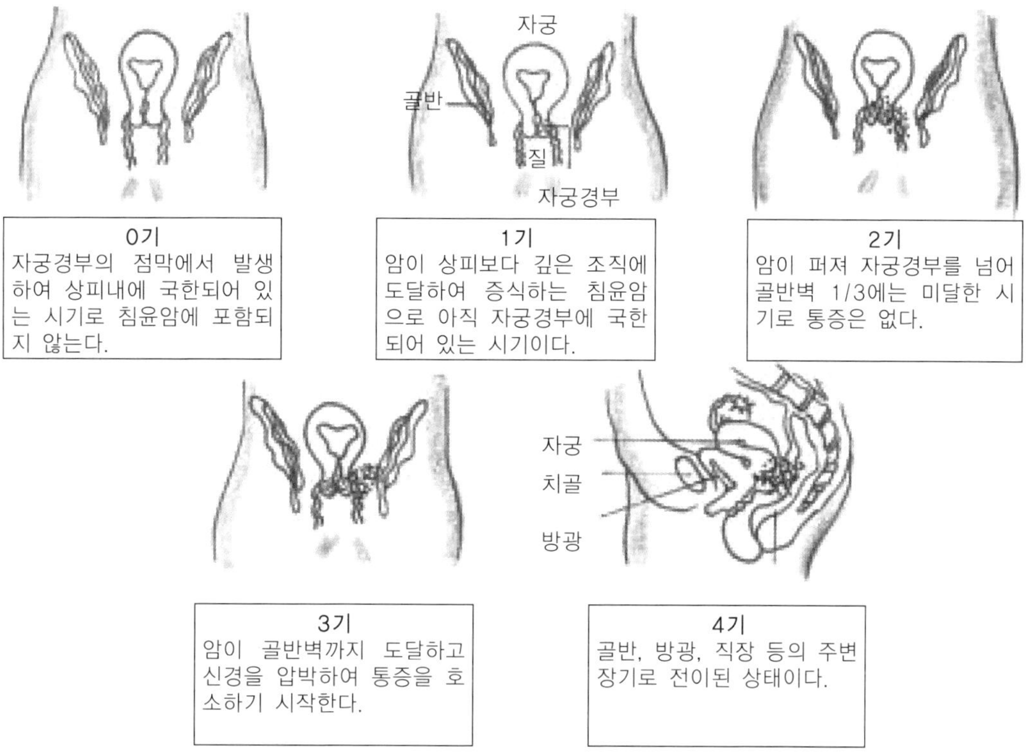

그림 7-9. 자궁암의 진행단계

세포진 검사의 판독 확진율은 75~80%이고, 질확대경검사는 85~95%, 조직 검사는 최종 진단을 하는 방법으로 거의 100%이며, 이 세 가지 모두를 함께 사용하면 98% 이상의 조기진단 효과를 얻을 수 있다.

최근에는 분자생물학적 방법으로 유두종바이러스 감염상태나 초기 상피이형증에서 암으로의 진행여부를 판단한다.

(5) 치료

① 이형상피증

경증이형상피증은 치료를 않고 관찰하기도 하고 냉동치료나, 전기소작법, 항암연고제, 레이저광선 치료를 실시하나 중증이형증은 입원하여 자궁경부나 경관의 이상조직을 제거하는 원추절제술을 받거나, 경증과 같이 냉동치료, 전기소작법, 항암연고제, 레이저광선 치료를 받기도 한다.

② 상피내암

젊은 여성은 원추절제술만 시행하기도 하며, 나이 많은 여성은 단순전자궁적출술을 질식수술이나 개복수술로 시행하여 자궁을 제거한다.

③ 침윤성경부암

수술 전 골반 컴퓨터촬영 및 림프관 조영술이나 직장경, 방광경 검사에서 이상이 없을 때 광범위자궁적출술 및 골반림프절 절제술을 시행하여 종양을 완전히 절제한다. 수술 후 병리조직 검사에서 세포형태가 나쁘거나, 림프절에 전이되었을 경우에는 항암화학요법과 방사선 보조요법을 시행한다. 또는 병소의 크기가 클 때에는 수술 전에 미리 화학요법이나 방사선요법을 실시하여 수술 후 재발 방지에 힘쓴다. 전신적으로 전이된 상태에서는 화학요법을 먼저 시행하고 나서 암 부위를 극소화시켜 수술요법이나 방사선요법을 실시한다. 예후는 임상 병기별 5년 생존율은 0기(100%), 1기(90%), 2기(75%), 3기(50%)로 생존율이 아주 좋은 편이다.

(6) 예방

① 감염위험요인들을 피하고, 감염이 있을 때에는 철저한 치료를 한다.
② 조기발견을 위하여 성생활을 시작한 여성은 매년 정기적 검진을 실시한다.
③ 좋은 영양과 스트레스를 해소하여 면역기능을 향상시킨다.
④ 성숙단계인 18세 까지는 성생활을 피한다.
⑤ 성병을 즉시 치료하고 깨끗한 성생활을 유지한다.

3 암과 운동의 필요성

암 치료 후기에는 75% 이상이 악액질(cachexia, 신체소모증후군)이 나타나고 부작용으로 심한 피로, 구역질, 구토, 탈수, 감염, 체중감소 등으로 삶의 질에 심각한 문제를 야기하고 있다.

규칙적인 운동은 건강한 체중을 유지하고 지원함으로써 많은 종류의 암에 대한 위험을 낮추는 데 도움이 되며 이미 증상을 앓고 있는 환자들에게도 많은 도움을 주는 것으로 보고되고 있다. 암환자의 운동은 환자의 상태에 따라 고려되어야 하며 전문의의 도움을 받아 암의 종류, 암의 진행단계, 환자가 받고 있는 항암치료의 방법(방사선요법, 수술, 화학요법 등)등을 고려하여 그에 적절한 운동을 선별하도록 한다. 암환자들의 체력은 일반인의 체력보다 현저하게 약해져 있는 상태이므로 운동을 통하여 적정체력을 유지 시켜줄 수 있는 방법을 모색해 보아야 할 것이다.

1) 운동의 종류

무산소 운동 보다는 근육을 많이 사용 할 수 있는 유산소성 운동을 장려하고 있다. 운동의 종류로는 걷기, 조깅, 실내자전거, 수영, 에어로빅과 간단한 맨손체조 역시 환자의 떨어져있는 심폐기능을 활성화 하는데 많은 도움을 받을 수 있는 좋은 방법이다. 그리고 실내에서 기구를 이용한 저항운동도 겸해 근육과 뼈를 강화할 수 있는 운동을 해주는 것 역시 도움이 된다. 그러나 감염위험이 높은 피트니스센터 등은 피하는 것이 좋다.

2) 운동 강도

운동의 강도는 최대 심박수의 40~50% 정도로 일주일에 4~5일정도 25~40분 정도의 시간을 운동 하도록 권장하고 있다. 모든 운동이 그러하듯이 암환자의 운동관리 역시 환자의 피로도를 생각하여 시간을 조절하는 것이 중요하며 무리한 운동은 피하는 것이 좋다.

3) 운동효과

운동은 암 치료 과정이나 치료 이후에 삶의 질 향상에 가장 유익한 요소이며 구체적 효과는 다음과 같다.

① 근력과 지구력의 증가
② 피로의 감소

③ 향상된 골밀도 및 관절의 운동 범위 증가

④ 심혈관 및 호흡기능 향상

⑤ 항암 화학요법에 대한 저항성(구토, 구역질, 설사 감소)

⑥ 양질의 수면

⑦ 암 재발 위험 감소(유방암, 자궁암, 결장암, 식도암, 신장암 등)

⑧ 만성질환 위험 감소

⑨ 체력 향상으로 기능적 능력의 향상

⑩ 정신건강과 자존감 향상

제 8 장 골다공증과 운동

1. 골다공증
2. 골다공증의 분류
3. 골다공증의 증상
4. 골다공증의 위험인자
5. 골다공증 검사
6. 골다공증의 치료
7. 골다공증의 예방

1 골다공증

우리 몸을 지탱하고 있는 뼈는 조골세포(osteoblast, 기질분비세포)와 파골세포(osteoclast, 산과 효소분비세포)에 의하여 골흡수와 골생성을 반복하며 균형을 이루어가고 있다. 뼈는 20대 초반에서 골밀도가 최대에 달하나 점차 감소하여 골흡수의 양이 정상보다 많아지고 골생성이 부족하게 되어 급격한 골손실이 일어나게 되는데 이렇게 골량 감소 및 골 조직의 손상을 특징으로 하는 질환을 골다공증(osteoporosis)라고 말한다. 우리나라의 50세 이상의 여성 35%와 남성 8%가 골다공증을 앓고 있는 것으로 보고되고 있다.

골다공증은 골량 감소와 미세구조의 변화로 뼈의 강도가 약해져 가벼운 충격에도 뼈가 쉽게 부러질 수 있다.

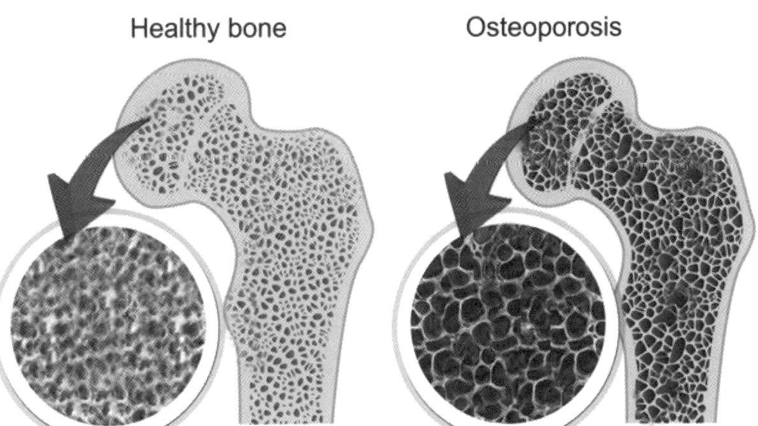

그림 8-1. 건강한 대퇴골과 골다공증 대퇴골

골다공증이 가장 많이 영향을 미치는 곳은 고관절, 척추, 손목과 어깨 등의 골절이다. 골 소실은 이렇다 할 증상 없이 어느 순간 갑자기 발생하기 때문에 골다공증은 "침묵의 도둑"으로 알려져 있기도 하다. 그렇기에 무엇보다도 예방과 조기발견이 중요하다.

2 골다공증의 분류

골다공증을 나눌 때 흔히 1차성 골다공증과 2차성 골다공증으로 나누어 분류한다. 뚜렷한 원인 없이 나타나는 1차성 골다공증과는 달리 2차성골다공증은 분명한 원인이 있기에 발생한다.

1) 1차성골다공증(원발성 골다공증)

(1) 1형골다공증

폐경 후 여성호르몬(에스트로겐[1])의 감소로 인해 발생한다. 50세~65세의 여성에게서 주로 나타난다.

(2) 2형골다공증

비타민 D생성이 낮은 65세 이후의 노인에게서 나타나는 골다공증, 뚜렷한 기전은 없으나 칼슘흡수의 감소로 인해 발생한다.

(3) 특발성골다공증

젊은 남녀에게 일어나는 발생기전이 확실하지 않은 골다공증으로 대부분의 경우 수년 내에 저절로 회복된다.

2) 이차성골다공증(속발성 골다공증)

여러 종류의 질환 또는 당뇨, 신장병, 갑상선기능항진증 등의 약물에 의해 발생된다.

---

1) 에스트로겐 -골손실을 막고 체내 칼슘을 저장하도록 도와준다(에스트로겐 분비가 줄면 골 손실이 급속히 일어날 수 있다).

3 골다공증의 증상

골다공증은 특별한 증상이 없다가 골절로 인해 발견되는 경우가 흔하다. 침묵의 질병이 될 수도 있지만 대개의 환자는 흔히들 근육의 통증을 호소한다. 어느 때 부터인가 잦은 근육의 통증이 있으면 골다공증을 의심해 볼 수 있다. 특히 나이 많은 여성에게서 갑자기 심한 등 쪽의 통증은 종종 척추 압박 골절을 가져오기도 한다.

4 골다공증의 위험인자

골다공증의 알려진 위험 인자로는 노화 특히 여성의 노화, 저체중, 낮은 성호르몬 또는 폐경, 흡연, 일부 약물 등의 요인으로 일어날 수 있다.

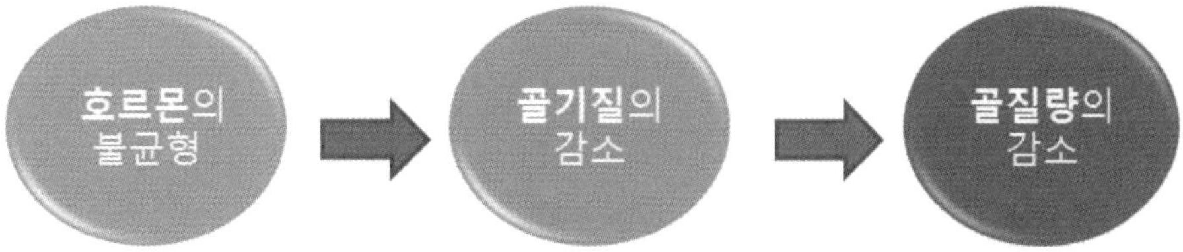

그림 8-2. 호르몬 불균형에 의한 골질량 감소

골다공증은 연령에 비해 골밀도의 소실이 높은 상태 (뼈가 호르몬적 불균형으로 만들어지는 양보다 손실의 양이 많아 발생)

특히 낮은 골밀도는 골절의 골다공증의 주된 요인이다. 다른 주요 위험 인자는 나이, 성별, 인종(백인과 아시아 여성은 높은 위험/흑인과 히스패닉여성은 낮은 위험), 외상 골절, 코르티코 스테로이드 등과 특정 약물의 사용의 이력(예를 들어 경구 프레드니솔론 같은 골강도 또는 호르몬 수준에 영향을 미치는 특정약물의 장기 사용)을 포함한다. 염증성 질환, 류마티스관절염, 크론병 및 만성 폐쇄성 폐질환(COPD), 갑상선기능 항진증, 부갑상선 기능항진증, 골다공증의 가족력 또한 주요 요인이다. 그리고 술은 뼈에 직접적인 영향(맥주 약 850CC, 소주 세잔 약 90CC, 와인 350CC 약 3잔정도 매일 마셨을 경우)을 미치며 담배의 니코틴은 뼈의 형성을 억제한다.

골다공증의 위험은 이러한 위험 요인 사실을 인지하고 뼈 손실 속도를 느리게 하는 조치를 취함으로써 감소시킬 수 있다.

※골다공증에 걸릴 위험이 따르는 요인들

- 3개월 이상 스테로이드 약물을 복용 한 사람들
- 여성의 심한 다이어트는 골다공증 위험이 더 크다.
- 난소를 제거한 여성
- 거식증, 식이장애
- 골다공증의 가족력이 있는 사람
- 정기적으로 운동을 하지 않는 사람과 장기 입원으로 인한 침상안정
- 과음과 흡연

5 골다공증 검사

65세 이후로 뼈의 소실이 급격히 일어남으로 골밀도 검사를 하는 것이 중요하다.

여성의 경우 폐경 전에 검사를 통해 뼈의 건강유무를 알아보는 것이 가장 좋다.

골다공증의 진단은 골밀도 검사(주로 DEXA검사와 함께), 척추 및 고관절 뼈의 양을 측정하는 것과 통증 테스트를 통해 진단한다.

검사의 종류는 방사선 흡수 계측법(radiographic absorptiometry), 이중에너지 X선 흡수 계측법(dual energy X-ray absorptiometry, DEXA), 정량적 초음파 검사(quantitative ultrasound, QUS), 정량적 컴퓨터 단층촬영(quantitative computed tomography), 정량적 자기공명영상 등이 있다.

6 골다공증의 치료

골다공증은 약물처방, 식이요법, 운동요법 등으로 치료할 수 있다. 약물 치료가 우선 되어야 하겠지만 다이어트와 적절한 칼슘과 비타민 D 섭취를 하는 등 식이요법과 운동 요법을 병행하는 것 역시 치료에 도움이 된다. 적절한 운동(체중부하훈련, 자세와 균형훈련, 스트레칭)은 통증을 관리하고 낙상을 방지하는 데 도움이 되며 뼈와 근육의 강도를 개선하는 데 도움이 될 수 있다. 하지만 중요한 고관절 또는 무릎의 관절염이 있는 경우에 따라 관절의 이동을 유지할 수 있는 운동과 특별한 운동 방법이 필요하므로 특수 교육을 받은 물리 치료사의 도움을 받아 행하여지는 것이 바람직 하며 골다공증에 의한 뼈의 골절은 일반적으로 수술적 치료를 하여야 한다.

7 골다공증 예방

골다공증을 예방하는 가장 올바른 방법은 건강한 식습관(칼슘, 비타민D)과 규칙적인 운동 그리고 금연과 금주 같은 철저한 자기 관리가 이루어 져야할 것이다.

1) 식이요법

균형 잡힌 식단이야 말로 뼈의 재형성에 가장 중요한 첫걸음일 것이다. 특히 골다공증 환자에게는 칼슘과 비타민D그리고 단백질의 영양 공급이 필요하다(표 9-1). 그러나 한국인들은 일일 평균 칼슘 섭취량이 권장 섭취량에 비해 현저하게 낮은 섭취량을 보이는 것으로 나타나있다. 현대인들이 즐겨먹는 가공식품, 인스턴트식품, 탄산음료 등은 피해야 한다.

(1) 칼슘과 비타민 D

뼈를 포함한 신체조직의 재생과 복구에 필요한 영양소로 우유와 치즈같은 유제품과 녹황색채소와 두부, 표고버섯 등에 많이 포함되어 있다. 우리몸에 칼슘이 잘 흡수되기 위해서는 비타민 D가 있어야 한다. 일상생활 중(20분~30분 노출)에 자연적으로 햇볕에 의해 체내에 생성되어 활동이 많은 사람들과 달리 병상 생활을 하는 사람이거나 노령으로 바깥 활동을 자주 못하는 사람에게는 비타민 D의 섭취가 필요하다. 식품으로는 참치, 계란(노른자), 가자미, 등푸른 생선, 시금치, 우유등이 있다.

(2) 비타민C

골격을 구성하는 단백질인 콜라겐 형성하는데 필요 영양소이다.

(3) 단백질

뼈의 강도와 유연성에 관여하며 근육을 생성하는데 필요한 요소(콩제품 : 콩에 들어있는 이소플라본은 골다공증을 예방)이다. 하지만 단백질을 무리하게 많이 섭취하는 것은 오히려 골손실을 초래할 수 있다.

(4) 섬유질 식품 등

2) 운동요법

(1) 운동종류

① 저항운동(웨이트트레이닝)

적당한 운동은 뼈의 재형성의 특성에 영향을 준다. 가장 효과적으로 골밀도와 골량을 증가시킬 수 있는 방법으로 저항운동을 들수 있다. 육체노동을 하는 노동자와 운동선수처럼 활동량이 많은 사람들의 조사 결과 골질량이 일반 평균보다 월등히 높은 것으로 보고되고 있다.

캐나다 워털루대학의 로라 Giangregorio교수는" 저항운동은 뼈를 튼튼하게 유지하고 근육의 강도를 증가시키는 열쇠" 라고 하였다

② 체중부하운동

체중부하운동은 조골세포를 자극하고 부하에 견디기 위해서 골침착을 시킨다. 우리몸의 뼈생성과 골량을 늘려주는데 많은 효과를 기져다준다. 체중부하운동의 예를 들면, 하이킹, 조깅, 계단, 웨이트 트레이닝, 테니스, 춤 등반, 도보를 포함한다. 체중부하운동으로 뼈에 관련된 근육들이 수축 이완하는 과정에서 뼈에 스트레스가 가해지고 이로 인해 골밀도와 골량의 증대를 가져온다. 운동 부하는 높을수록 골량과 골밀도도 증가되지만 높은 부하운동인 만큼 부상의 위험도 따른다.

(2) 운동 강도

자신에게 맞는 적정한 운동 목표치를 설정한 후 점차적으로 늘려 가는 것이 좋다. 주 3~5일씩 30~50분 꾸준한 운동은 골량과 골밀도의 증가를 가져다 줄 것이다.

표 8-1. 칼슘과 비타민D의 일일 권장량

연령	칼슘 mg / 일	비타민 D (IU / 일)
유아 0-6개월	200	400
유아 6-12개월	260	400
1~3년 이전	700	600
4-8년 이전	1,000	600
9~13년 이전	1,300	600
14~18년 이전	1,300	600
19-30년 이전	1,000	600
31~50년 이전	1,000	600
51 ~ 70 세 남성	1,000	600
51 ~ 70 세 여성	1,200	600
〉70 세	1,200	800
14~18년 이전, 임신 / 수유부	1300	600
19-50년 이전, 임신 / 수유부	1000	600

(Food and Nutrition Board, Institute of Medicine, National Academy of Sciences, 2010)

3) 약물요법

(1) 에스트로겐 호르몬대체요법(HRT)

에스트로겐을 이용한 골다공증 예방요법인데 최근 연구결과 장기적으로 사용할 경우 유방암 및 심혈관질환(심장병)의 발병 위험이 있는 것으로 밝혀졌다.

(2) 골흡수억제제

알렌드로네이드(Alendronate), 리세드로네이트(Risedronate)등의 약물로 골흡수를 억제하여 골량을 증가시키는 것으로 알려져 있다.

하지만 약물은 부작용이 따르기 때문에 의사의 처방에 따라야 한다.

제 9 장 정신건강과 운동

1. 정신건강의 개념
2. 심리적 장애
3. 정서 장애
4. 정신분열증
5. 정신건강과 운동

원시사회에서는 정신기능 파탄을 가져오는 생활은 거의 없었으나 문명사회에서는 도시화, 산업화로 인한 문명의 이기 속에, 단절과 상실로 인한 소외현상, 물질만능, 경쟁, 좌절, 이기주의 등으로 개인, 가족, 나아가 사회에까지 피해를 주고 있다. 인간에게 있어 정신과 육체를 따로 생각할 수 없고, 아무리 신체적인 건강상태가 좋다 해도 정신건강에 문제가 있다면 모든 구성원이 고통을 받게 됨은 자명한 일이다. 현대사회에서 가장 문제가 되는 정신건강은 불안과 우울증이며 WHO에서는 2020년이 되면 우울증은 심혈관질환 다음으로 세계 제2위의 사망률을 나타낼 것으로 예상하고 있다.

1 정신건강의 개념

1) 정신건강의 정의

정신건강(mental health)은 정신건강의 유지 · 증진을 위한 지식과 기술을 발전시켜 개인은 물론 사회의 건전함을 추구하는 공중보건의 한 분야라고 정의할 수 있다. 또는 환경에 적응하여 욕구를 충족시켜 질적인 건강을 추구하는 것이라고 할 수도 있다. 정신건강이 정상이라는 판단기준은 다양하나 대개 자기행동에 책임질 수 있는 능력이 있고, 자기의 일에 충분한 근로능력이 있고, 인간의 여러 심리장치가 조화를 이루고, 외부자극에 반응 · 대처가 대부분 사람과 같고 희로애락 등 모든 사고를 적절하게 할 수 있는 상태를 정신적으로 건강한 상태라 할 수 있다.

2) 정신질환의 원인

대부분 정신질환은 원인이 불분명하나 숙주, 병인, 환경적 요소가 관여하는 것으로 생각되며 아래와 같은 요인과 관련이 있다.

(1) 유전적 요인

성장, 지능, 용모, 성품 등의 유전적 특징은 부모로부터 유전적 인자에 영향을 받는다. 정신적 소인이 유전되는가는 좀더 규명을 해야 하나 특정한 정신적 소인은 유전적 요인과 환경의 영향을 받는다. 즉 유전적 소인이 동일한 일란성쌍생아(monozygotic twin)중 어느 한쪽이 정신분열증, 조울증 등에 걸릴 경우 나머지 한쪽이 걸릴 가능성이 이란성쌍생아(dizygotic twin)보다 상당히 높고 천치, 치매, 저능아 등 출산에는 유전적 요인이 중요한 역할을 한다.

이외에 염색체 이상형인 클라인펠터 증후군(klinefelter syndrome)과 터너 증후군(turner syndrone) 등도 있다.

(2) 심리적 요인

성장과정의 대인관계가 정신질환에 영향을 미칠 수 있다. 즉 과잉보호, 공격성, 거절, 의존 등은 정신질환에 요소가 될 수 있고 칭찬, 수용, 애정, 관심을 가져주는 것은 정서발달에 긍정적으로 영향을 미친다.

(3) 사회적 요소

사회적 요인은 정신질환의 양상, 정도에 크게 영향을 미치는데 환경, 사회 및 대인관계를 말한다. 즉 결혼, 이혼, 독신 등의 사회적 불안정이 정신질환에 영향을 미친다. 이외에 사회계층에 따라서 정신질환의 양상이 다르게 나타난다.

(4) 중추신경계 이상

신경은 신체의 수의 및 불수의 운동을 지배하고 사고와 의사를 관장한다. 특히 중추신경계통의 외상, 감염, 중독, 대사장애가 있을 경우 손상부위에 따라 기억, 인지력, 지능, 운동기능 등이 불안정하고 정서장애를 가져온다.

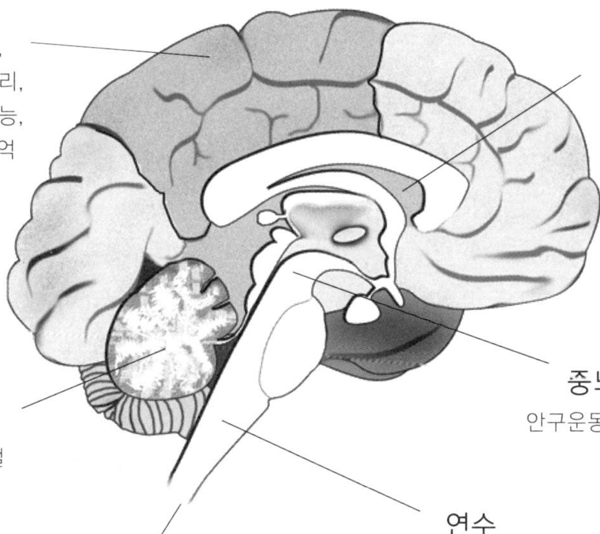

그림 9-1. 뇌의 주요부위와 기능

2 심리적 장애(psychological disorders)

1) 불안장애(anxiety disorder)

인간은 어떤 심리적 충격과 환경에 직면하여 위협을 느낄 때 누구나 불안감을 갖는데 이것은 기본적이고 유용한 정서(useful emotion)이다.

그러나 불안의 정도가 지나쳐 불쾌한 증상을 보일 때 불안장애라고 한다. 즉 불안장애는 생체가 특수한 환경에 적응하고자 할 때 나타나는 기본적 반응이며 인간의 성격발달과 특성을 결정하는 중요한 요소이다.

(1) 원인

불안을 촉진시키는 요인은 내·외적 스트레스라고 할 수 있다. 즉 청소년기의 불안은 내적갈등이나 주체성 확립을 위한 변화나 예기치 못한 실패나 큰 충격을 경험할 때 불안장애가 나타나는 경우가 많다.

성인의 경우 직장해고, 경제파탄, 좌절감, 실패감, 무의미 등으로 불안장애가 나타난다. 또 피로는 불안장애를 증가시키는데, 이는 대개 신체적 요인보다 신경증적 요인이 많고 불안의 초기증상이다. 이미 신경증적 피로를 호소하는 경우는 중증도의 불안장애가 진행되어 스트레스 상황에서 더욱 더 민감하게 반응을 나타낸다.

(2) 증상

자율신경계통의 이상으로 심박동이 빨라지고 가슴이 답답하며 소화불량, 어지럼증, 근육긴장 등이 나타난다. 또 감정조절이 어렵고, 불안·초조·공포감을 느끼며, 부정적인 사고, 지나친 걱정 등으로 고통을 받는다.

특히 만성불안은 신체적 불편함 뿐 아니라 무력감을 나타내고 상복부 동통, 속쓰림, 설사, 변비 등이 나타나고 만성 근육긴장으로 여러 근골격계통의 통증을 야기하며 요통, 경부통증의 증상을 나타낸다.

(3) 유형

불안장애는 공황장애, 범불안장애, 강박장애, 공포장애 등으로 나눈다.

① 공황장애(panic disorder)

공황장애는 스트레스가 많은 현대인에 급격히 증가하는 질환으로 20~50대에 자주 나타나고 남자보다 여자의 발생 빈도가 높다.

증상은 심한 불안발작 형태로 나타나는데 수분에서 수시간까지 지속되고 뚜렷한 장애를 보인다. 즉 급격하고 격렬하게 온몸에 이상을 느끼면서 죽을 것 같은 절박한 상황에 직면하여 호흡곤란, 흉통, 심박동 증가, 정신혼미, 사지마비, 동공확장 등이 나타나지만 신체적 이상은 발견되지 않는다. 이러한 발작은 자극과 연관된 것은 아니며 보행 및 운전, 식사, TV시청 중에 갑자기 발생된다.

결국 환자는 발작이 일어났던 장소나 유사한 환경을 피하는 회피행동을 하게 되어 개인의 사회적 기능이 방해되는 공황장애가 생긴다. 특히 발작장소, 유사환경을 피하는 회피행동과 혼자 있는 것을 두려워하고 외출회피와 외출시 누구와 동행하려는 광장공포증(agoraphonic)이 복합적으로 나타나며 개인의 직업과 사회적 기능에 크게 방해를 가져온다.

이러한 공황장애를 조기치료하지 않을 경우 우울증 단계에까지 이르고 약물 및 알코올중독 등을 동반하여 높은 자살율을 나타낸다.

② 범불안장애(generalized anxiety disorder)

범불안장애는 만성적으로 항상 불안해하는 장애로 공포나 공황발작, 강박관념, 충동 없이 적어도 6개월 이상 지속적인 불안상태가 되어 주관적인 신경과민과 두려움을 나타낸다.

이 경우 피로, 발한, 빈맥, 근육통, 손발저림, 구토, 과호흡이 있고 경한 우울증까지 나타낸다. 이로 인하여 주의산만, 집중곤란, 초조감, 불면증을 초래하여 직업 및 사회기능의 손상은 물론 알코올과 약물남용을 동반하기도 한다.

③ 강박충동장애(obsessive compulsive disorder)

강박충동장애는 강박관념이나 충동에 서항하려고 할 때 나타나는 불안장애로 자신이 나른 시람에게 해를 주지 않을까 두려워하므로 회피적이고 자신과 타인과의 환경을 조절하려는 강한 욕구를 갖는 것이 특징이다.

강박행동(compulsion)은 강박관념을 조절, 수정하려는 의도로 관련된 불안을 중화 또는 방어하려는 행동으로 자주 손을 씻는 경우, 문의 잠금 상태와 난로의 소화 여부를 몇 번씩 확인하는 행동이 전형적인 강박행동의 유형이다.

이러한 강박행동은 공포와 실수에 대한 불안, 완벽을 추구하려는 욕구와 연계되어 있고 주로 20대 후반에 자주 나타난다.

④ 공포장애(phobic disorder)

공포장애는 특별한 장소, 대상, 상황 등에 직면했을 때 비현실적인 두려움과 불안 등으로 상황의 극복보다는 회피하는 장애이다.

그러므로 공포장애는 회피행동이 심하거나 확대되어 가정, 학교, 직장에서 정상적인 기능을 수행하는데 장애가 생긴다. 이러한 공포장애는 아래와 같이 나눈다.

ㄱ. **광장공포증(agoraphobia)**

광장공포는 도피가 어렵거나 도움을 받을 수 없는 공공장소에서 느끼는 공포로 이로 인한 정상 활동이 점차 줄어들고, 공포나 회피행동이 개인생활을 지배하고 흔히 공황발작을 동반한다. 이러한 사람은 사회활동, 여행 등에 제한을 받고 멀리 갈 때에는 동반자를 필요로 하게 된다. 발병 시기는 20대 중후반이고, 여자가 남자보다 더 많고, 특히 아동기의 격리불안이나 갑작스러운 대상상실이 병인이 될 수 있다.

ㄴ. **사회공포증(social phobia)**

자신을 남들이 주시한다고 생각하고 자신의 행동이 창피를 당하지 않을까 두려워하여 상황을 회피하고 지속적인 공포를 갖는 것이 특징이다. 이러한 사람은 대중 앞에서 연설, 공연, 식사, 이성간, 우월한 사람과의 접촉에 극도의 공포를 갖는다.

ㄷ. **단순공포증(simple phobia)**

단순공포는 광장공포나 사회공포에 포함되지 않는 모든 공포를 말하며 흔한 형태로 뱀, 고공, 어둠 등의 어떤 한 가지 상황이나 대상에 초점을 둔 공포이다. 그러나 공포는 단순공포의 상황이나 대상에 접촉만 없으면 나타나지 않는다. 이러한 단순공포는 아동기에 시작되어 그 후는 대부분 없어지나 성인까지 지속될 시는 치료를 해야 하며 남자보다 여자가 자주 발생한다.

(4) 치료

불안장애는 각 대상에 따라 다르나 최근에는 약물, 인지행동치료법을 이용하고 있다.

(5) 운동과 항불안 효과

일회성, 장기간의 유산소 운동은 항불안 효과가 있고, 무산소 운동이 저강도로 수행되면 항불안 효과가 있다는 보고도 있다(Focht & Koltyn, 1999).

운동의 항불안 효과를 고찰한 국내외 연구들의 결과들을 요약하면 다음과 같다(박승환 외,2014)

① 운동 프로그램의 기간이 길수록 효과가 크다.

② 유산소운동의 강도는 최대운동능력의 30~70%, 무산소 운동은 30~50%가 적합하다.

③ 불안이 높은 사람에게 운동효과가 크지만 낮은 사람에게도 효과는 나타난다.
④ 항불안을 위한 가장 효과적인 운동지속 시간은 30분이다.
⑤ 운동의 항불안 효과는 운동 강도, 지속시간, 형태에 관계없이 일어날 수 있다.
⑥ 운동의 항불안 효과는 성별, 체력수준, 불안수준, 건강상태, 연령에 관계없이 나타난다.

3 정서장애(mood disorders)

정서장애란 감정의 장애가 주된 장애로 인지기능, 정신운동, 정신생리기능, 대인관계 등에 장애가 나타난다. 정서장애로 활동저하를 나타내는 우울상태와 활동증진을 나타내는 조증상태는 정서장애가 갖고 있는 감정의 특성이다. 특히 정서의 변화가 우울상태와 조증상태가 주기적 또는 돌발적으로 나타나는 조울증도 나타난다.

1) 우울증(depression)

우울증은 정신건강 문제에서 가장 흔한 말로 우리말로 허망, 슬픔, 무력감, 자포자기에 해당되는 말이다. 평생 유병률은 15%정도이고 여성은 25%정도로 보고되고 있다.

(1) 원인

죽음과 관계된 증오심, 질투, 경쟁심, 심한 스트레스, 대뇌의 화학적 불균형, 자신감 부족, 의지빈약 등으로 생긴다.

즉 의지대상의 상실이나 박탈, 예기치 못한 사건의 발생으로 우울증이 생기고 이때 동반되는 복수심, 분노심, 슬픔 등을 해소치 못하면 우울증을 악화시킨다. 또 뇌내부의 노아에피네프린, 세로토린 등이 결핍되는 경우 우울증의 원인이 된다.

(2) 증상

주요 증상은 지속적인 허무, 슬픔, 의욕상실, 절망감, 죄책감, 무능력, 생활의 재미를 전혀 느끼지 못한다. 신체적으로는 가장 흔한 것이 불면증, 과면증, 체중감소, 무기력, 원인불명의 두통, 소화장애, 변비, 가슴 답답함, 식욕 · 의욕 · 성욕감퇴도 가져와 죽음이나 자살에 대해 생각하게 된다. 또 분노와 공격의 감정으로 평소 가까운 사람을 살인하기도 한다.

(3) 자가진단

자신의 상태와 아래에 열거한 사항을 비교해서 4가지 이상의 공통점이 있을 때 우울증의 가능성이 높으므로 전문의의 도움을 받는 것이 좋다.

① 작년보다 울고 싶은 심정을 자주 느낀다.
② 불면증과 과면증으로 고통을 받는다.
③ 슬프고 우울한 기분을 느낀다.
④ 절망감과 자기의 무력감을 느낀다.
⑤ 심한 불안과 초조감을 느낀다.
⑥ 매사에 짜증을 잘 낸다.
⑦ 정력과 사회 활동력이 저하된다.
⑧ 삶의 의미가 없다고 생각된다.
⑨ 과거에 즐기던 일도 흥미가 없다.
⑩ 식욕이 저하된다.
⑪ 과거에 대한 생각에 너무 집착한다.
⑫ 자신의 모습을 슬프게 생각한다.
⑬ 자부심의 반감 내지는 상실된다.
⑭ 가까운 사람으로부터 많이 변했다는 말을 종종 듣는다.
⑮ 아침시간이 하루 중 가장 힘들게 느낀다.
⑯ 심박동 증가, 변비, 복통을 자주 느낀다.
⑰ 지나간 시간과 일을 너무 걱정하고 후회한다.

(4) 치료

우울증의 치료는 정신치료 상담과 약물치료 등으로 완치가 가능하다. 문제는 우울증 고통을 경시하거나 외면하는데 있으므로 다음 사항들을 유의해서 치료해야 한다.

① 분노의 원인을 대화로 해결방안을 찾고, 그 대화가 불가능할 때에는 운동, 여행, 레저활동 등으로 발산한다.

② 심한 우울증 환자는 자살방지와 전신상태 회복을 위해서 입원하여 전문적인 치료를 하는 것이 좋다.

③ 항우울제를 사용하여 뇌의 노르에피네프린, 세로토닌 기능을 향상시킨다.

④ 자살행위는 심한 우울증에서 회복될 때 자주 발생하므로 각별한 배려가 필요하다.

(5) 운동과 항우울증 효과

Duke대학의 James Clear(2011)는 우울증 환자를 3실험군으로 나누어 첫 번째 실험군은 항우울제 처방하였고 제2실험군은 운동과 약물을 병행하였으며 제3실험군은 일주일에 세 번 45분(워밍업 10분)의 중강도 수준(최대 운동능력의 80~90%)의 꾸준한 운동(조깅 또는 산책)으로 4개월간의 임상실험을 통해 약물치료 환자의 38%는 우울증재발 하였고 운동과 약물치료를 병행한 환자의 31%재발하는 결과를 얻었나. 하지만 운동만으로 우울증을 치료한 환자는 8%만이 재발 사례를 보였을 정도로 운동이 정신건강에 미치는 영향은 크다 하겠다. 그러나 극심한 우울증으로 자살 가능성이 있는 경우는 운동제한이 필요하다.

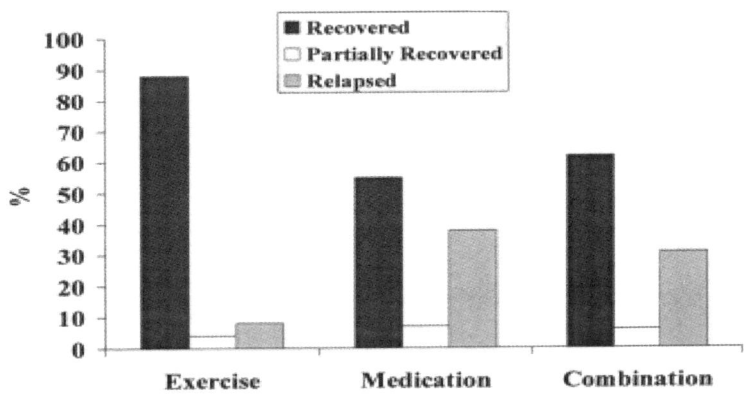

그림 9-2. 약물치료와 운동치료의 비교

자료 : journal of behavioral medicine

운동의 항우울증 효과를 고찰한 연구 결과들을 종합하면 다음과 같다(박승환 외, 2014)

① 운동의 항우울증 효과는 연령, 건강상태, 인종, 성별에 관계없이 나타난다.
② 운동의 항우울증 효과는 심리치료 효과와 비슷한 수준이다.
③ 운동의 항우울증 효과는 적어도 9주 이상의 장기간 처치 후에 크게 나타난다.
④ 유산소 운동과 무산소 운동 둘 다 항우울증 효과를 가지고 있다.
⑤ 운동의 항우울증 효과는 체력수준에 관계없이 나타난다.

2) 조증(mania)

조증은 과장된 불안정 상태가 특징으로 30대 이전에 많이 발생되고 대개 우울상태와 함께 발생되는 양극장애(bipolar disorder)를 갖는다.

조증환자는 분주한 행동과 말의 속도가 빠르고 휴식과 수면을 거의 취하지 않고 성욕고조, 체중감소 등을 가져온다. 또 자신의 능력에 비해서 돈의 낭비가 심하고 자신의 중요성에 망상을 가지고 있고, 환상적인 일에 몰두함은 물론 자신감에 큰 일을 저지르게 된다. 조증상태가 심하면 논리적 언어능력이 저하되고 말이 빠르고 횡설수설하며 고성을 지른다. 또 조그마한 자극에도 흥분과 분노를 쉽게 가지며 욕설과 폭력을 사용하기도 한다.

4 정신분열증

정신분열증이란 사고, 지각, 행동 등의 여러 측면 중에서 특히 사고체계의 이상으로 인간의 행동과 감정 등에 변화를 야기하며 대인관계 장애를 나타냄을 말한다. 이는 환자 개인은 물론 가정, 학교, 사회전체에 심각한 부담을 주는 질환으로 발병연령은 주로 10대 후반에서 30대 전후에서 많이 발생하나 특히 가장 활동적인 20~30세 전후에 가장 흔하다.

대개 남녀 차이는 없으며 어느 민족을 막론하고 약 1%의 유병률을 나타낸다.

1) 원인

발병원인은 분명치 않으나 대개 심리적 요인과 생물화적 요인이 공존하는 것으로 알려져 있다.

2) 증상

초기에는 불면증과 신경질적이고 사소한 일에 지나치게 집착하고 말도 잘 하지 않는다. 시간이 지나면서 사고 및 지각장애, 정서와 행동장애, 의사소통의 문제등으로 이치에 맞지 않는 행동을 반복한다. 신체적 증상으로 무기력, 소화불량, 두통을 수반하기도 한다.

3) 진단

진단은 이치에 맞지 않는 언어 및 감정표현, 괴이한 행동, 망상, 환청 등의 특징적 증상이 한달이상 지속되고 사회 및 대인적 기능장애가 동반될 때 신중하게 진단해야 한다.

4) 치료

정신분열증은 치료가 가능한 병이고 재발과 만성화 방지에 중점을 두어야 한다.

① 치료는 정신치료, 약물치료 사회재활치료 등을 병행한다.
② 특히 약물치료는 장기간 복용해야 하는데 임의중단으로 많은 환자가 재발된다.
③ 약물치료로 사회활동에 적응하기 힘든 환자는 재활치료를 병행함으로써 독립적 생활이 가능할 수 있다. 특히 재활치료에는 개인차에 입각한 생활과, 일에 필요한 신체 · 정신 · 지적 기능을 향상시킬 수 있는 프로그램이 만들어져야 한다.

5 정신건강과 운동

고대 그리스시대부터 운동은 정신건강을 증진하는 중요한 수단으로 생각되어져 왔으며 신체와 정신을 불가결한 "심신상관"이라 할 수 있다. 운동의 정신건강 증진 효과는 뇌(변연계)에서 정서안정에 관여하는 세로토닌(부교감신경 관련)이나 감정조절의 신경전달 물질인 노르에피네프린, 도파민, 분비를 증가시켜 정서적 안정과 만족감을 주고 스트레스는 감소시켜 정신건강에 긍정적인 영향을 미치고 있다.

1) 심리적 효과

운동은 다른 사람과 함께 하므로 심리적 효과가 있고 일상적인 업무나 스트레스로부터 벗어나 기분도 상승된다. 그리고 자긍심(self-esteem)으로 불안이나 우울에서 탈피하여 심리적 건강증진을 가져올 수 있다.

2) 생리적 효과

운동과 엔돌핀(endorphin)분비는 상관관계가 있어 운동 후 엔돌핀 증가는 기분상승을 가져오고, 노혈류량 증가, 성선자극호르몬 분비 증가, 체온 등을 상승시킨다. 또 서파(slow wave)수면을 증가시켜 수면의 질을 개선(류호상 등, 2007)하여 불면증 치료에 도움이 되고 급속안구운동수면(REM)시간을 감소시킨다(Youngstedt, et al, 1999). 그리고 대표적인 정신장애의 하나인 우울증에 관련한 신경전달 물질인 노레피네프린과 세로토닌의 분비상승은 우울증의 예방과 치료에 도움이 된다.

Griest 등(1978)은 유산소 운동의 우울증 치료비용은 전통적 심리치료 보다 4배 저렴하다고 하였다.

제 10 장 수면과 운동

1. 수면
2. 수면의 조절
3. 수면장애
4. 수면장애의 종류
5. 수면의 주기: 수면의 단계
6. 수면과 운동의 관계

1 수면

인간이 건강하게 살아가기 위해서는 균형 있는 영양, 적당한 운동과 일, 충분한 휴식이 필요하다. 인간의 수면은 휴식의 한 부분으로서 인체가 정상적인 생리현상을 이어나가는데 아주 중요한 활동이다. 인간은 인생의 약 1/3을 수면으로 보내고 있다. 이 시간은 허비해 버리는 시간이 아니고 나미지 2/3의 시간을 보다 유용하게 사용하도록 모든 기능이 정리되고 재충전되는 시간이다.

일반적으로 건강한 성인의 적정 수면시간은 7~8시간, 어린이는 9~10시간이 필요한 것으로 알려져 있으며, 수면부족이나 수면과다가 심혈관질환의 유병률 및 사망률을 높이는 것으로 알려져 있다. 수면은 회복, 에너지 보존, 기억, 면역, 감정조절 등의 역할을 하고 있으며, 잠이 부족한 경우는 피곤하고 주간졸음증과 기억력 및 집중력의 감소, 감정기복이 심하고 식욕이 증가하여 체중증가가 일어난나.

건강한 수면은 정서나 지능을 촉진시키고 기억력과 집중력을 향상할 뿐만 아니라 심장병, 당뇨병, 우울증과 심지어 비만의 위험을 감소시킨다(Alvarez and Ayas, 2004).

건강한 수면이 되기 위해서는 적절한 수면으로 충분한 피로를 해소할 수 있어야 하는데, 전 세계 인구의 30~50%가 수면과 관련하여 어려움을 겪고 있다.

2 수면의 조절

수면과 각성은 '수면욕구'와 '생체시계'의 두 가지에 의해 조절된다.

1) 수면 욕구

일반적으로 오래 깨어있는 시간이 길수록 잠을 자고자 하는 욕구가 생긴다. 수면

욕구는 자동적으로 조절되는 '신체항상성'의 한가지로 이로 인하여 잠을 못 자거나 부족하게 잔 경우는 낮에도 자주 졸리거나 일찍 잠이 들게 되는 현상이 생기게 되는 것이다. 그리고 충분히 잠을 자게 되면 수면 욕구가 감소하여 더 이상 졸립지 않게 된다.

2) 생체시계

수면 욕구만이 수면과 각성을 조절하는 요소라면 우리는 밤에 잠을 못잔 다음날에는 깨어 있기가 어려울 것이다. 그러나 실제로 전날 부족하게 잤더라도 낮에는 깨어 있는 경우가 대부분이다. 이는 우리 뇌에 존재하는 '생체시계' 때문이다.

생체시계는 뇌의 시상하부의 '상교차핵'이라는 부분에 존재하며, 낮에는 깨어있고 밤에는 잠을 자게 만드는 낮-밤을 결정하게 된다.

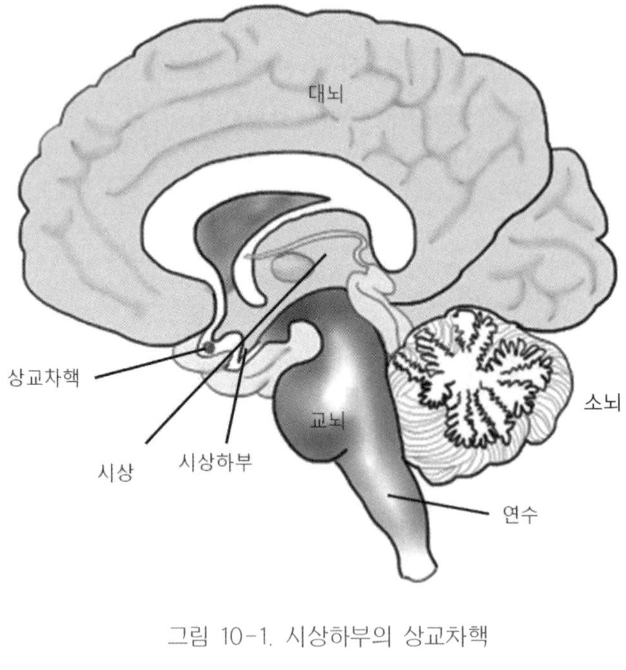

그림 10-1. 시상하부의 상교차핵

3 수면장애

수면장애는 정신적 또는 육체적 장애의 또 다른 증상일 수도 있는데 그 종류는 다양하며 종종 두 가지 이상의 수면 장애가 함께 나타나는 경우도 있다. 정서적 요인이 원발 요건인 '비기질적 수면장애(Nonorganic sleep disorders)'와 신체적 장애에 의한 '기질적 수면장애(Organic sleep disorders)'로 나뉜다.

비기질적 수면장애 – 비기질적 불면증, 악몽, 몽유병 등
기질적 수면장애 – 기질적 불면증, 기면증, 수면 무호흡 등

수면장애는 학습장애 및 일의 능률저하, 교통사고 등 각종 안전사고, 정서장애, 사회 적응장애 등의 원인이 될 수 있다. 또한 수면장애는 피곤, 혼돈, 집중장애 등의 사회심리적인 현상부터 지남력장애, 감각장애 등의 신경생리학적 현상까지 다양한 건강상의 문제를 초래하여 생리변화와 행동장애 뿐 아니라 심지어 정신장애까지 발생시킬 수 있다(이선옥 등, 2005).

4 수면장애의 종류

현재 80가지 이상의 수면장애 유형이 알려져 있고, 대표적인 수면장애에는 불면증(insomnia), 수면 중 무호흡(sleep apnea), 수면발작(narcolepsy) 등이 있다.

1) 불면증(insomnia)

불면증은 질환이라기보다는 하나의 증상으로, 적절한 수면을 위한 기회가 주어짐에도 잠에 쉽게 들지 못하는 수면장애 증세를 말한다. 대부분 성인은 평균적으로 7~8시간의 수면시간이 필요한데 적어도 1개월 이상 잠들기가 어렵거나 잠이 들더라고 자주 깨는 일이 한 주에 3번 이상 나타나면 만성 불면증이라 할 수 있다. 불면증에 걸린 사람들은 잠들기가 힘들고, 수면을 지속하는데 장애가 있고, 밤새 깨어있고, 아침에 더 일찍 깨고, 양과 질적인 면에 있어서 필요한 만큼 충분히 자지 못하는 등 등의 증상이 있다(Neubauer, 2005). 따라서 낮 동안 매우 피곤함을 호소하는 등 수면부족으로 인한 장애들이 나타난다. 만성 불면증으로 이어지면 두통과 소화불량을 일으키며 짜증을 잘 내는 등 일반적인 신경쇠약 증세가 나타난다. 정신병의 약 30%는 불면이 주증세가 되는데 불면이 아닌데도 불면이라고 생각하는 경우도 있다. 가벼운 불면증은 커피나 홍차 등의 카페인을 많이 섭취해 흥분상태일 때, 혹은 각성제나 비타민제 등의 약제사용이 원인이 될 수 있다. 또한 환경변화(여러 가지 생활소음, 빛, 온도 등의 변화로 수면에 방해를 가져올 수 있으며 환경독소와 화학물질에 노출 등)나 스트레스 등으로도 불면증이 찾아올 수 있다. 만성 불면증은 뇌혈행장애성과 자율신경 및 내분비의 이상, 천식이나 심장질환, 폐질환, 두통 등의 신체적 고통, 정신병 등으로 인해 자주 발생한다.

(1) 불면증의 종류

① 급성 불면증(acute insomnia)

수일에서 수 주 동안만 잠을 못자는 것으로, 대개 흥분이나 스트레스가 원인이다.

② 만성 불면증(Chronic insomnia)

한 달 이상 지속되는 불면증을 의미하며, 한국인 전체의 약 15~20%가 만성불면증으로 고생하고 있다. 대부분이 항상 잠에 대하여 많은 걱정을 하고, 여러 가지 생각이나 걱정거리 때문에 잠을 못 잔다. 그러나 수면 중 호흡장애나 주기성 사지 운동증, 하지 불안증후군 등의 다른 수면장애가 원인이거나 동반되는 경우가 많다.

(2) 불면증의 치료

불면증이 한 달 이상 계속되고 주간활동에 지장이 있다면 수면의학전문의의 진료를 받아야 한다. 자세한 병력, 이학적 검사, 수면다원검사 등이 원인을 찾는데 필요하다.

① 인지행동치료(CBT)

인지행동치료는 전문적인 교육을 받은 수면전문의가 환자와의 적극적인 상담을 통해 잘못된 습관이나 환사의 인식을 교정하여 체계적인 프로그램을 통해 단계적으로 치료하는 것으로 수면제보다 훨씬 안전하고 효과적인 치료 방법이지만 상기간의 시간과 지속성을 요한다.

② 수면제처방

수면제는 내성과 금단 증상이 있으므로 반드시 의사의 처방에 따라야 함

③ 동반질환의 치료

불면증을 완화시키기 위해서는 수면장애, 우울증, 내과적인 질환이나 통증에 대한 치료가 함께 수반되어야 한다.

④ 운동

근본적인 수면의 문제를 해결 할 수 있기 때문에 잠을 향상시킬 수 있는 가상 건강한 방법이다.

2) 수면무호흡(sleep apnea)

잠을 잘 때는 정상적으로 숨 쉬는 길, 즉 기도를 둘러싸고 있는 근육들이 이완되면서 목젖, 편도, 혀 등이 뒤로 쳐지게 된다. 이로 인해 깨어 있을 때보다 기도가 약간 좁아지나 대부분의 사람들에서는 문제가 생기지 않는다. 그러나 일부 사람에서는 수면 중에 목의 뒤쪽 부드러운 조직에 의해 차단되어 기도가 심하게 좁아져 공기가 기도를 통과하는 것을 막기 때문에 코골이와 수면무호흡증이 발생한다. 기도가 심하게 좁아지거나 기도의 벽이 서로 붙어버리면 숨을 쉴 수 없게 되고, 이러한 이유로 수면 중 호흡이 중단될 때 수면무호흡증이 발생한다.

수면무호흡증은 적어도 10초 동안 지속되는 호흡의 정지를 의미하며, 하룻밤에 대개 수십 번에서 수백 번 발생한다. 일반적으로 40대 후반의 남성과 과체중 및 비만인 사람들이 수면무호흡증에 노출될 위험이 큰 것으로 조사되고 있다.

수면 중에 무호흡이 발생하면 체내의 산소가 부족해져서 심장은 더 많은 피를 순환시키기 위해 빨리 뛰게 된다. 또한 자주 깨고 교감신경이 항진되어서 심장은 더 세게 박동을 해야 한다. 따라서 혈압이 올라가고 심장박동이 불규칙해지고 심장박동이 일시적으로 멈추는 경우도 있다. 이와 같이 심장정지가 오래 지속되면 다른 질병이 없던 건강한 사람도 사망할 수 있다.

수면무호흡증이 오래되면 성생활에 문제가 생기고 혈압이 올라가며 심장부전, 부정맥, 심근경색증 및 뇌졸중 등이 발생할 수도 있다.

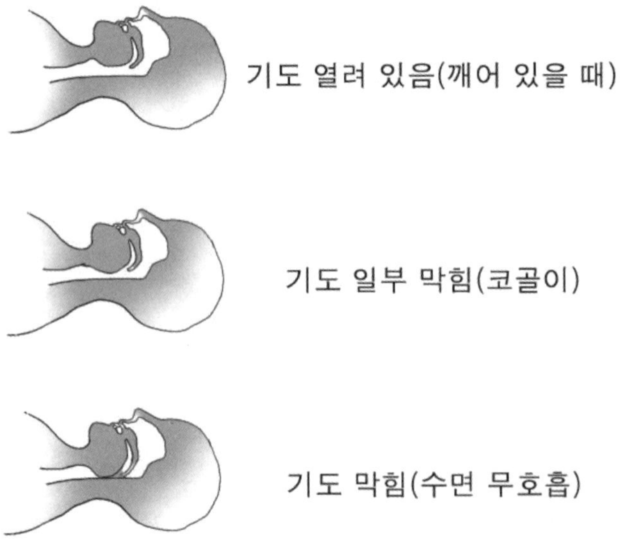

그림 10-2. 수면무호흡 상태의 기도

(1) 수면무호흡증의 진단

수면무호흡증을 진단하는데 사용되는 가장 일반적인 방법은 수면다원검사를 통한 수면상태, 안구운동, 근육활동, 심장박동, 호흡노력, 공기흐름, 혈액산소수준 등 다양한 기능을 모니터링하여 검사한다.

(2) 수면무호흡증의 치료

① 지속적 기도 양압술 (CPAP: Continuous Positive Airway Pressure)

코 마스크를 통하여 적정한 압력으로 공기를 불어넣어 주어서, 잠자는 동안에 기도가 계속 열려있게 해주는 방법으로 가장 많이 사용되는 치료법이다. 수면 다원검사 시 수면 무호흡-저호흡이 없어지게 되는 공기의 압력을 찾아 장비에 맞춘 뒤 사용하게 된다. 치료효과는 100%이다. 그러나 약 30%의 환자들은 매일 착용하는 것을 불편해 한다.

② 수술

늘어나거나 커진 연구개, 목젖, 편도 등을 수술하여 기도를 넓게 해주는 방법으로 전신마취를 통한 수술이 있다. 정상 수면호흡으로 회복되는 성공률은 50% 정도이며 환자의 구강구조 및 수면무호흡의 정도에 따라 성공률이 다르다. 코 소리, 물을 삼킬 때 코로 역류하는 것, 인후 통증 등의 부작용이 생길 수 있다.

③ 구강 내 기구

틀니 같이 생긴 기구를 잠 잘 때만 사용하는 것으로 일부 환자에서 치료효과가 좋다.

④ 체중감량

과체중 및 비만의 경우 체중을 줄이면 수면 중 호흡이 좋아지는데, 자기 체중의 약 10%를 줄이면 수면 무호흡-저호흡의 횟수가 반으로 준다. 매일 1시간정도 운동을 하고 간식을 줄이고 저녁식사를 적게 하는 것이 좋다.

⑤ 금주

술을 마시게 되면 모든 근육이 이완되어 쳐지게 된다. 따라서 수면무호흡을 악화시키므로 마시지 않아야 한다.

⑥ 수면제를 금한다.

일부 수면제는 호흡중추를 억제하고 근육을 이완시켜 수면무호흡을 더 심하게 한다.

⑦ 약물복용 시 주의한다.

두통, 불안, 기타 신체증상을 조절하기 위하여 처방되는 약 등은 수면과 호흡에 영향을 주기 때문에 주의를 해야 한다.

3) 기면증/수면발작(narcolepsy)

기면증은 수면을 조절하는 뇌의 일부분에 영향을 미치는 만성 신경질환이다. 기면증은 낮 시간의 과도한 졸림을 일으키는 중추성 질환으로 뇌의 시상하부에서 정상적인 각성을 유지시켜주는 물질인 '히포크레틴(hypocretin)'의 분비가 결여되어 생기는 질환이다. 비정상적인 REM수면으로 일반적으로 부적절한 시간과 뜻하지 않은 장소에서 깊은 수면에 빠지게 된다. 하루에도 몇 차례 반복적으로 일어날 수 있으며 과도한 주간졸음, 수면발작(anxiety attack), 환각, 수면마비(sleep paralysis: 깨어났을 때 의식은 있으나 근육이 움직이질 않아 한동안 움직일 수 없음) 등의 증상을 보이게 된다. 대부분이 몸이 피곤하거나 건강이 안좋아서 일시적일 것으로 여겨 대수롭지 않게 넘어가는데 이러한 이유 때문에 기면증은 종종 환자가 인식하는데 수년이 걸릴 수 있다.

(1)기면증의 증상

기면증은 5가지의 대표적인 증상을 가지고 있다. 이 증상들이 한꺼번에 나타나는 경우도 있지만, 대부분 1~2가지 정도 보이는 경우가 많고 오랜 시간을 거쳐 점차적으로 진행될 수도 있다.

① 과도한 낮 졸림

과도한 낮 졸림은 기면증의 첫 증상이다. 기면증 환자들은 종종 쉽게 피로를 느끼는 상황(예를 들면 식사직후, 지루한 강의를 듣는 동안...)뿐만 아니라 대부분의 사람들이 깨어 있을 수 있는 상황(영화를 보거나 편지를 쓸 때 혹은 운전 중)에서도 잠에 빠져드는 경향이 있다. 기면증을 가지고 있는 사람들은 비정상적인 시간에 또는 잠들게 되면 위험해 질 수 있는 상황에서 졸거나 몽롱해 진다.

② 탈력 발작

탈력 발작이란 갑작스럽게 근육의 힘이 짧은 시간동안 빠지는 것을 말한다. 탈력 박작은 잠깐 무릎에 힘이 빠지거나 그런 느낌이 드는 정도로 약하게 올 수 있고, 연체동물처럼 몸이 풀어져 완전히 맥없이 주저앉거나 넘어지기도 한다. 이러한 탈력 발작이 발생했을 때 환자는 의식이 멀쩡하기 때문에 주변의 소리를 다 들을 수 있고 무슨 일이 벌어졌는지도 안다. 보통 웃거나 놀라거나 화날 때 같은 강한 감정변화가 있을 때 유발된다. 탈락 발작의 빈도는 개인차가 커서 하루에도 몇 번씩 발생하기도 하고 평생 동안 한두 번만 발생하기도 한다.

③ 수면마비

수면마비는 잠이 들거나 잠에서 깰 때 발생하는 것으로 단시간동안 근육의 힘이 없어지는 현상이다. 흔히 가위눌림으로 불리기도 한다.

④ 입면 환각

입면 환각은 환자가 잠에 들 때 혹은 잠에서 깰 때 발생하는 생생한 꿈같은 환각이나. 환자가 부분적으로 의식이 깨어있는 상태에서 느끼는 생생한 장면, 소리, 느낌으로 보통 1분~15분정도 지속되며, 주로 공포스러운 내용들이다.

⑤ 야간 수면의 방해

이 증상은 종종 기면증 환자에게서 발생하는데, 낮에 깨어있는데 문제가 있을 뿐만 아니라 역시 밤에 숙면을 취하는 것에도 문제가 있다.

(2) 기면증의 치료

기면증은 현대 의학으로 아직 완치가 불가능하다. 그러나 꾸준한 치료를 통해 증상들을 조절하고 개선하여 거의 정상적인 생활을 할 수 있다.

① 투약

증상에 따라 낮의 졸림을 줄여주는 각성제와 탈력 발작을 예방하는 약물들이 처방된다.

② 행동 치료

규칙적인 수면습관을 갖도록 하고, 기상과 취침시간을 일정하게 한다. 또한 매일 정해진 시간에 짧은 1~2번의 낮잠을 자도록 한다.

③ 주변 환경

기면증 환자의 가족, 친구, 동료, 주변사람들이 이 질환에 대해 올바르게 이해하지 못하면 치료가 어렵다. 낮 시간의 졸음은 게으른 사람, 무능한 사람으로 오해를 받을 수 있게 한다. 또한 깨어 있는 동안의 탈력 발작과 꿈꾸는 증상은 정신병으로 오해를 받을 수 있다. 따라서 주변사람들에게 기면증임을 알리고 기본적인 정보를 알려주는 것이 필요하다.

5 수면의 주기: 수면의 단계

수면은 빠른 눈 운동을 동반하는 렘(rapid eye movement, REM) 수면과 비렘(non-rapid eye movement, NREM) 수면으로 구분된다(Carskadon 등, 2005). 수면은 깨어있는 상태에서 비렘(NREM)수면으로 시작하며 이후 렘(REM)수면이 뒤를 이으면서 첫 번째 수면 주기가 완료된다. 이러한 수면 주기는 하룻밤에 평균적으로 약 90~120분 간격으로 반복되는 경향을 보이고, 정상적인 사람의 수면은 비렘-렘수면 주기가 4~5회 반복된다. 비렘 수면시기에 성장 호르몬이 방출되고 코티졸의 분비는 최저 상태가 되며 신체 조직의 회복이 일어난다. 렘 수면시기에 중추신경계의 단백질 합성이 증가하고 뇌 조직의 기능이 회복된다.

1) 비렘(NREM) 수면

비급속안구운동을 하는 수면의 단계이며, 이 단계에서는 뇌파는 일반적으로 느리고 높은 전압으로 호흡과 심박수, 혈압이 낮고 일정하다. 비렘 수면은 전체 수면의

75~80%를 차지하며, 얕은 수면인 1-2단계 수면과 깊은 수면인 3-4단계 수면으로 구성되어 있다.

① 1단계

시간이 매우 짧으며(10분 내외) 심장박동이 둔화하기 시작하며 잠이 오는 단계이다.

② 2단계

수면 근육활동이 더 감소하는 동안 외부자극에 대한 인식이 사라지기 시작한다. 성인의 경우 10~20분 지속되며 이 계에서 절반정도의 수면시간을 보낸다.

③ 3단계

깊은 잠을 의미하는 단계이다. 60~80분가량 지속된다. 이 단계에서 몽유병, 야뇨증, 야경증의 증상이 나타나기도 한다.

④ 4단계

3단계와 비슷한 파장을 보이지만 보다 파장의 강도와 빈도가 크다. 뇌파의 50% 이상이 델타파가 차지한다. 3단계와 마찬가지로 깊은 잠을 자는 단계이다.

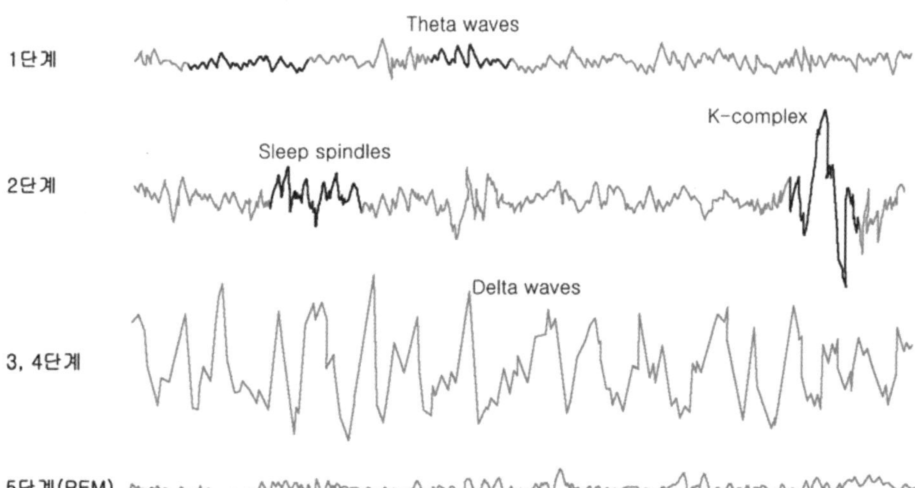

그림 10-3. 수면의 단계

2) 렘(REM) 수면

깨어 있는 것에 가까운 얕은 수면이며 안구의 빠른 운동으로 구분된다. 성인의 렘 수면은 일반적으로 총 수면의 약 20~25%로 발생한다. 밤시간 수면의 90~120분 정도이다. 그러나 신생아는 총 수면의 80%가 렘 수면이다. 이처럼 렘 수면의 양은 나이와 관련이 있다.

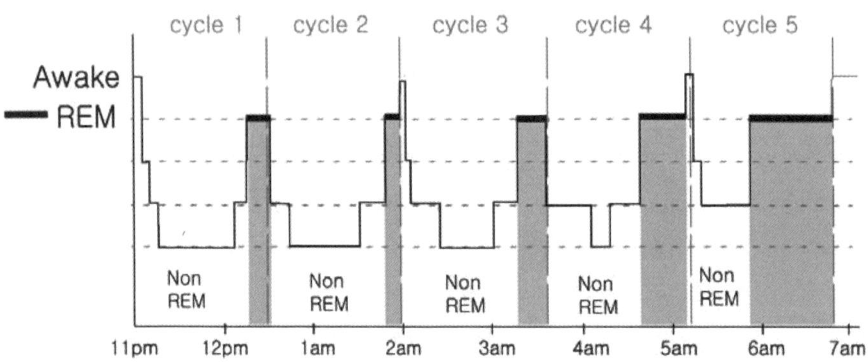

그림 10-4. 성인의 수면 단계 및 주기

6 수면과 운동의 관계

수면과 운동은 모두 조기 사망률과 긴밀한 관계가 있는 요소들이다. 30세에서 69세 사이의 남녀를 대상으로 9년 동안 조사한 결과 다음과 같은 통계 결과를 얻었다. 대부분의 사람들을 위한 최적의 수면 시간은 하루에 7~8시간인 것으로 나타났다. 이보다 지나치게 적게 자거나 많이 자는 사람들의 사망률은 이상적인 수면을 취하는 사람들에 비해서 높았다. 남자들의 경우에는 수면을 지나치게 적거나 많이 취하는 사람들의 사망률이, 규칙적인 운동을 하지 않는 사람들의 사망률과 비슷한 수준으로 나타났다. 운동을 하지 않는 사람들의 사망률은 정기적으로 운동하는 사람들의 사망률보다 50%정도 높았다. 운동을 적게 하는 여성의 경우 사망률은 남성의 경우보다 훨씬 높았다. 여성들은 수면보다는 운동이 사망률과 깊은 관련이 있는 것으로 나타났다. 운동을 하지 않는 여성은 운동을 규칙적으로 하는 여성보다 2배 이상 사망률이 높았다.

운동은 모든 연령의 사람들이 건강을 유지하는데 있어서 반드시 필요한 요소일 뿐만 아니라 양질의 수면과 직결되어 있다. 운동을 통하여 적당한 몸무게를 유지해온 사람들의 사망률은 체중이 초과된 사람들보다 70% 이상 낮다. 또한 한번 비만 상태가 되었다가 몸무게를 낮추는데 성공한 사람의 사망률은 체중이 초과된 사람들보다 50% 낮다.

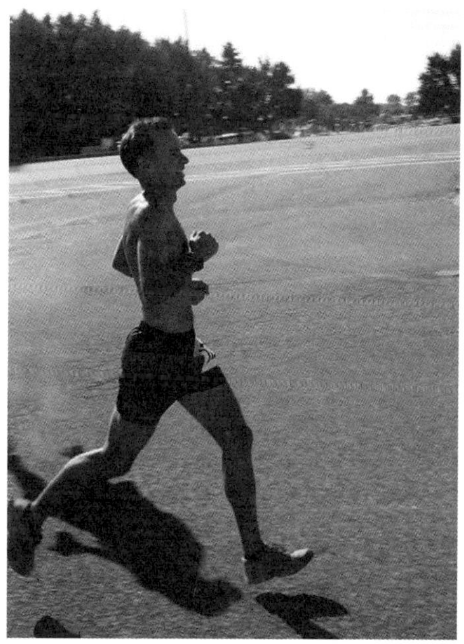

그림 10-5. 유산소 운동의 예

운동은 수면의 질을 개선하는 데 도움이 물리적 다양한 효과를 생성한다. 그리고 활력과 신진 대사를 높여 몸과 마음을 이완하고, 근육의 긴장과 일반적인 스트레스를 감소시켜 기분을 향상시킬 수 있다(운동이 아드레날린과 엔돌핀 방출을 자극함).

노스웨스턴 대학의 연구자들이 16주간의 운동과 수면사이의 관계 조사에 의하면 정기적으로 운동을 하지 않은 군에 비해 규칙적인 신체활동을 한 실험군에서 수면기간 및 수면의 질뿐만 아니라 주간 수면을 포함한 여러 가지 수면의 질 향상을 보고한바 있다(Michael J. Breus, PhD). 정기적으로 운동이나 신체활동을 하는 것은 다른 어떤 것보다도 수면의 양과 질에 좋은 효과를 가져다준다.

운동의 종류로는 유산소 운동과 전신운동이 수면에 많은 도움을 주는 것으로 나타났다. 런닝머신을 이용하여 1주일에 3~4일, 30분 정도의 중강도로 적당한 지구력 운동이 좋다. 2011년 부라질의 수면의학에서는 오후 6시에 행한 트레드밀 운동은 중년의 만성 불면증 사람들의 수면개선에 효과적이었다고 발표했다.

아침에 자연광에 노출 또한 신체의 수면 각성주기를 강화하고 보다 부드럽고 규칙적인 수면의주기 사이의 전환을 할 수 있으므로 이른 아침 산책 또는 조깅 등도 유익하다.

불면증처럼 스트레스와 관련된 증상에는 요가와 같은 마음과 몸을 이완하며 호흡기법을 병행하는 방법 또한 수면에 도움이 된다.

운동은 전반적으로 수면의 질을 개선해 주지만 취침 전 3시간 이내에는 운동을 삼가는 것이 좋다. 적어도 잠들기 4~6시간 전에 운동을 해야 체온이 잠들기 좋은 수준으로 내려온다.

제 11 장 노화와 운동

1. 노화
2. 노화의 이론들
3. 노화의 영향
4. 노인 건강증진과 관련된 건강행동
5. 노인 운동

1 노화

노화란 나이가 들면서 신체의 모든 기능이 점점 떨어져서 결국 사망에 이르는 과정을 의미하는데, 세포분열의 능력이 없어지고 장기나 조직의 고유 기능이 점점 감소하고 결과적으로 사망의 가능성이 높아지는 현상이라고 정의할 수 있다. 이 경우 생리적 기능의 감소와 질병에 대한 감수성 증가 등 환경적 스트레스에 대한 적응능력 감소 현상이 동반되어 노화가 가속화된다(Troen, 2003).

건강한 젊은 성인을 질병과 죽음의 위험요인이 높아지는 나이든 성인으로 변화시키는 노화과정은 유전, 생활습관, 환경적인 요인 등이 관여한다. 노화가 진행되면 인체의 각종 시스템들이 환경적 스트레스에 반응하는 능력이 저하되어 인체의 항상성, 즉 외부의 영향에도 불구하고 신체기능의 평형을 유지하는 능력이 떨어지게 되는 것이다. 따라서 노인이 되면 스트레스 상황에서 맥박수나 혈압, 산소이용도, 혈당, 혈중 전해질과 산염기 평형 등을 제대로 유지하기가 힘들어지고 반복적인 손상이 주는 스트레스가 해결되지 않고 쌓여서 질병의 발생을 초래한다.

노화의 과정이 한 사람의 건강과 기능에 영향을 미치고 그의 삶을 바꾸어 놓을 수 있기 때문에 노화에 대한 철저하고 다양한 방식의 이해가 필요하다.

1) 노화와 관련된 수명관련 연구

인간의 수명이란 개개인의 사망 시까지의 연령을 의미하며 수명연장은 인간의 가장 긴 수명을 말한다. 현재까지 공식적인 최대수명은 122.5세로 사망한 프랑스의 쟌 칼망(Jeanne Callment) 부인의 수명이다. 이런 극단적인 장수는 극히 드문 경우이긴 하지만 인류의 평균수명은 점차 증가하는 추세임에는 틀림없다. 그러나 이런 경향은 사람의 노화현상이 변화한 것이 아니라 사람이 살고 있는 환경의 개선에 따른 측면이 더 강하다. 현재까지 기대되는 평균수명은 80세 전후이며, 아직까지는 평균수명이 90세 이상을 초과하리라 기대하기는 어렵다.

이러한 제한을 극복하기 위해서는 사망의 원인이 되는 각종 위험요소를 없애기 위한 노력이 우선인 것처럼 보이며, 사망에 이르는 인간의 질병 취약성을 억제하기 위한 노화의 기초 연구가 더욱 진행되어야 할 것으로 보인다. 또한 노화와 관련된 모든 사망 원인을 제거한다고 해도 인간을 불사의 존재로 만들기는 사실상 불가능하다는 것이 일반적인 견해이다.

그럼에도 불구하고 노화에 대한 각종 연구와 평균수명의 증가 경향에 힘입어 최근 수년간 유행처럼 퍼지는 것이 항 노화연구(anti-aging research)이다. 일부에서 과학적 조작을 통하여 노화의 지연이나 정지, 심지어 노화의 역행을 이룰 수 있다는 주장까지 제기되어 왔다. 대표적인 항 노화물질 또는 항산화 약품으로 제시된 것들이 항산화제(antioxidant)나 각종 호르몬제제 등인데 이러한 항 노화물질로 제시된 것 중에서 실제로 인간에게 노화를 막거나 지연시키는 효과가 확인된 것은 없다. 따라서 아직까지는 항 노화(anti-aging)라는 이름으로 상업성이 가미된 보조요법이라는 것이 더 정확한 표현이 될 것이다.

현재까지 노화를 지연시키는 효과가 있는 것으로 알려진 유일한 방법은 열량제한(caloric restriction)이다. 열량섭취를 30~50% 줄이면 각종 생물의 수명과 노화관련 생리변화도 줄일 수 있는 것으로 밝혀졌다. 그러나 안타깝게도 이 열량제한의 효과도 인간에서는 아직 확인하지 못했다(Olshansky, 2002).

현재로서는 영양, 운동, 금연 등의 건강증진 방안이 인간의 건강장수의 유일한 방안으로 알려져 있지만, 이러한 노력들도 노화자체의 억제와 지연에는 영향을 미치지 못하고 있다.

2 노화의 이론들

오랫동안 수많은 연구자들에 의해 다양하게 제기된 노화이론들이 있으나 어느 이론도 정확하거나 완벽하지 못하며, 실제로는 연구자의 수만큼이나 많은 노화이론이 제기될 수 있다. 그러나 노화가 유전적인 요소에 의해 결정되고, 환경의 영향을 받으면서 변화가 일어난다는 의견은 대략 일치하는 것 같다. 크게 본다면 노화이론은 유전적 요인을 주로 하는 프로그램설과 환경에 따른 손상이론의 두 가지로 대별될 수 있다.

1) 프로그램 이론(Programmed Theory)

(1) 텔로미어 이론(Telomere Theory)

'텔로미어'란 막대 모양의 염색체 양쪽 끝에 있는 DNA인데, 세포가 분열할 때마다 텔로미어 길이는 조금씩 짧아진다. 인간의 텔로미어는 TTAGGG 염기서열이 반복된 구조로 되어 있는데, 세포가 분열할 때마다 DNA의 양쪽 끝의 텔로미어가 계속 조금씩 짧아지게 되는 것이다. 따라서 텔로미어의 길이에 의하여 세포분열 횟수가 정해진다는 설명이다. 실제로 생쥐를 대상으로 한 동물실험 결과 텔로미어 길이를 길게 해주는 효소(텔로메라제, Telomerase)의 발현을 증가시키자 실제로 생쥐의 수명이 늘어났다. 이처럼 텔로미어의 남은 길이는 개체의 수명을 예측하는 중요한 지표로 활용할 수 있다.

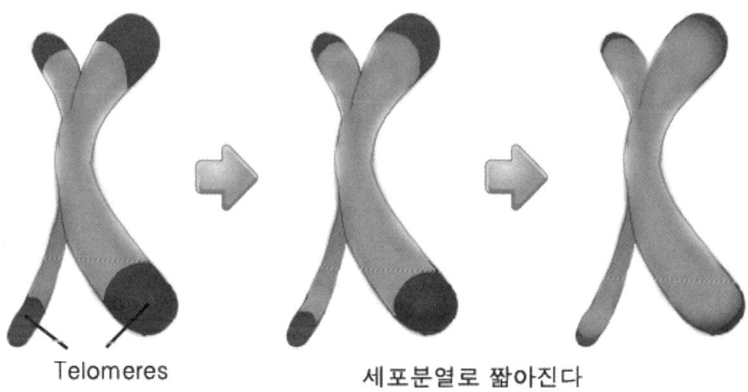

그림 11-1. 세포분열로 짧아지는 텔로미어

(2) 유전조절 이론(The Genetic Control Theory)

일명 예정된 노쇠이론(The Planned Obsolescence Theory)이라고도 한다. 노화는 유전적으로 결정되어 있어 DNA 내에 노화가 유전적으로 입력되어 있다는 것이다. 우리의 노화는 태어날 때부터 어떤 형태의 신체적, 정신적 기능을 나타내도록 독특한 유전적 암호가 DNA에 이미 입력되어 있다. 따라서 예정된 노화시계에 따라 정신적, 육체적 노화가 진행된다는 것이다. 이러한 유전적 시계는 음식, 생활습관, 독성물질, 오염, 방사능 등과 같은 세포의 손상이 반복적으로 축적이 되며 노화를 가속화시킨다.

2) 손상이론(Damaged Theory)

손상 이론은 세포 손상의 누적이 세포의 기능장애와 괴사의 핵심적인 결정요소임을 강조한다. 이러한 이론에 따르면 세포 내의 DNA 손상 또는 교차결합(cross-linkage), 노폐물, 글루코오스, 또는 자유기(free radical) 등의 축적에 의해 세포가 손상된다.

(1) 활성산소 이론(The Free Radical Theory)

산화손상설 이라고도 한다. 활성산소는 '프리 래디컬(free radical)' 또는 '유리기' 등으로 불리는 물질로, 짝 없는 전자를 소유한 산소의 중간 산물이다. 우리 몸의 세포들이 대사되면서 만들어지는 산소화합물인 활성산소는 정상적인 대사과정 뿐만 아니라 환경오염, 흡연, 자외선, 스트레스 등 다양한 외부요인에 의해서도 만들어지는데, 다른 세포의 구성인자들을 산화시키고 공격함으로써 세포막, DNA, 그리고 단백질을 변형시키고 궁극적으로 손상을 준다. 젊을 때는 활성 산소를 무력화시키는 효소가 충분히 존재하여 활성산소에 의한 세포 및 조직의 손상을 방지할 수 있지만 나이가 들어가면 항산화 효소량이 감소함으로써 활성산소에 의한 많은 세포의 손상을 막아 낼 수 없기 때문에 노화된다.

(2) 신경내분비계 이론(The Neuroendocrine Theory)

소모이론을 더욱 구체화한 이론으로 우리몸의 중요한 신경기능과 호르몬 작용을관장하는 신경호르몬에 초점을 맞춘 이론이다. 호르몬 생산은 뇌의 시상하부(hypothalamus)의 명령에 의해서 뇌하수체와 그 외에 여러 호르몬 분배를 통해 호르몬을 분비하거나 혹은 억제하게 된다.

호르몬들은 온도에 대한 반응, 경험, 성 행위 등을 포함하는 수많은 신체기능을 조절하기 위해 함께 작용한다. 그러나 나이가 들면 시상하부는 정확한 조절 능력을 잃게 되고 호르몬의 수용체도 둔감해져 호르몬을 조절하는 통제과정이 원활하지 않게 된다. 신체의 호르몬 분비가 감소하고 효과가 떨어지게 되면 노화증상이 가속화된다.

(3) 소모 이론(The Wear and Tear Theory)

신체와 그 세포들이 과용(overuse)과 남용(abuse)으로 인해 손상을 받는다는 것이다. 즉 간, 위, 콩팥, 피부 등과 같은 신체 기관을 비롯한 모든 세포들이 우리의 음식물이나 환경 속에 존재하는 지방, 당분, 카페인, 알코올과 같은 독소, 니코틴의 과도한 섭취, 태양 자외선, 그리고 신체적, 정서적 스트레스 등에 의해 소모된다. 우리가 젊을 때는 정상적인 과도한 소모 효과를 계속해서 보상해 주는 신체 자체의 회복 체계가 유지된다. 그러나 나이가 들면 식생활, 환경독소, 박테리아, 바이러스 등에 의해 신체가 손상된 세포를 회복하고 유지시키는 능력이 저하된다. 따라서 많은 노인들이 질병으로 사망하게 된다.

(4) 염증 이론(The Inflammation Theory)

다양한 원인에 의해 발생한 염증이 조절되지 않을 때 체내 조직 손상과 질병을 야기한다는 것이다. 염증 유발인자와 염증 억제인자 사이의 균형이 깨져 낮은 정도의 염증이 만성적으로 지속되게 되어 결국 근위축, 골밀도 감소, 빈혈, 응고의 증가와 같은 소견이 나타나게 되고 허약과 장애에 이르게 된다. 또한 만성 염증이 잠자고 있는 유해 유전자를 활성화시켜 심혈관질환, 알츠하이머병, 당뇨병, 암 등을 유발시킨다.

(5) 소식 이론(Caloric Restriction Theory)

소식이론은 기본적인 육체적, 정신적 활동을 하는데 필요한 에너지만을 공급하는 정도의 영양분을 섭취할 때 인간을 포함한 동물들의 수명이 연장된다는 노화 이론이다. 소식은 수명을 연장시킬 뿐만 아니라 신진대사 활동도 상대적으로 적어지면서 대사작용의 산물인 유리기의 피해도 줄이들게 된다. 그로 인해 세포건강도 유지할 수 있다. 현재까지 소식이론 실험은 물벼룩에서부터 거미, 물고기, 생쥐, 원숭이 등에서 광범위하게 이루어졌는데, 모두 30~50% 정도의 수명연장 효과를 보이며 소식이론이 실제로 모든 동물에게 적용된다는 사실을 밝혔다. 그러나 모든 영양분의 양을 줄이면 오히려 몸을 상하게 하여 노화를 촉진하기 때문에 필수적인 영양분인 단백질, 지방, 탄수화물, 비타민, 미네랄 등을 골고루 충분히 섭취해야 한다.

(6) 노폐물 축적이론(The Waste Accumulation Theory)

말 그대로 몸 속에 노폐물이 축적되어 노화가 일어난다는 이론이다. 우리 몸의 최소 단위인 세포는 분화되어 사멸될 때까지 노폐물을 생산하게 된다. 그러나 스스로 제거하는 것보다 더 많은 양이 생산된다.

체내에 한계치 이상으로 축적이 되면 세포의 정상적인 기능을 방해하게 되고 이로 인해 세포 사멸을 유도하게 된다. 세포의 사멸이란 곧 노화를 의미하며, 결국 죽음으로까지 이어질 수 있다.

3 노화의 영향

1) 해부학적 변화

(1) 신장의 변화

연령이 증가함에 따라 신장은 감소한다. 자세의 변화, 척추 성장의 변화, 척추의 전면 만곡, 척추 디스크의 압박 등은 척추의 길이를 짧아지게 한다. 흉부와 사지의 관절강의 위축과 함께 고관절 및 슬관절의 경사도의 증가는 신장의 길이를 줄어들게 한다.

(2) 체중의 변화

남성의 체중은 50대 중반까지 증가하다가 이후부터 감소하는데, 특히 60~70대에서 현저하다. 여성의 체중은 60대까지 증가하다가 이후부터는 남성보다 느린 속도로 감소한다. 이와 같은 체중의 변화는 신체적 활동의 정도와 영양상태에 따라 다르다.

(3) 인체 구성의 변화

연령이 증가함에 따라 피하지방은 감소되고 근육이나 인체 장기에 지방이 축적 된다. 상지와 하지의 근육 감소, 골격과 인체 장기 부위에서의 소실로 제지방 체중(lean body mass)이 감소 한다. 계속 운동을 하는 노인은 근육량의 감소와 체지방이 증가 되는 것을 예방할 수 있다.

호르몬의 변화에도 영향을 미치는데, 여성에서의 폐경기의 에스트로겐의 감소는 남성에서의 안드로겐의 감소보다 훨씬 크게 나타난다. 그 밖에도 인체의 장기인 간과 신장에서도 30세에 비해 90세가 되면 전체 중량의 1/3이 감소하게 된다. 그러나 예외적으로 전립선은 20세에 비해 90세에서 2배의 중량을 가지게 된다.

2) 신체 기관의 변화

(1) 피부 및 체모의 변화

피부는 표피, 진피, 피하조직의 3층으로 되어 있는데, 나이가 들어감에 따라 표피층과 진피층 사이에 있는 기저세포층의 세포들 즉 기저세포(basal cell), 멜라닌세포(melanocyte) 등이 감소하게 된다. 특히 멜라닌 세포의 감소는 태양광으로부터의 차단 효과를 억제시켜서 노인에서 피부암이 증가하게 된다.

또한 진피를 형성하는 결합조직 중에 교원섬유나 탄성섬유가 변성을 일으키며, 피하조직 중의 지방도 위축된다. 이 때문에 피부는 엷고 위축하여 탄력을 소실한다.

피부가 위축하여 엷어지므로 모근이 가늘어지고 혈액순환이 나빠져서 모근부의 멜라닌 세포로부터 멜라닌 생성이 저하되어 백발이 된다. 모발의 대사도 저하되어 털이 빠지는 속도를 생기는 속도가 따라가지 못해 '대머리' 가 된다.

(2) 근육 및 골격의 변화

노화와 함께 근육의 양이 크게 줄어드는데, 근육의 양이 10년마다 약 3~6%씩 크게 감소한다. 근육의 양이 감소하고 체지방이 증가하면 활동적이고 독립적인 삶에 필요한 반응시간, 근력, 유연성, 균형감 뿐만 아니라 의자에서 일어나고 창문을 여는 따위의 일상생활의 활동을 어렵게 하며 낙상에 따른 고관절 골절로 장기간 장애에 처할 위험성을 증가시킨다. 30세 이후에 근육 횡단면적은 물론 근육 밀도의 감소가 일어나며 근육내 지방함량이 증가하는 것으로 확인되었다. 이러한 근육량의 감소는 근력저하를 초래한다.

나이가 들어감에 따라 뼈는 골무기질 함량의 감소로 많은 구멍이 생기고, 골감소증이나 골다공증 상태가 되면 뼈의 밀도와 세기가 약해진다.

(3) 신경계의 변화

연령증가에 따라 회색질, 소뇌, 해마에 있는 신경세포의 상실이 수반되어 기억장애를 일으킨다. 뇌 중량의 감소에 동반하여 뇌의 신경세포내에 지방갈색소가 침착하여 신경세포 탈락이 현저하게 된다. 신경수상돌기 간의 상호연결이 감소되고 신경전달의 양이 감소하여 자극의 전달이 잘 이루어지지 않고, 세로토닌 및 카테콜라민도 감소하는 것으로 알려져 있다.

(4) 심혈관계의 변화

심혈관 기능이 저하되어 최대 심박수, 1회 박출량, 심박출량, 동정맥 산소치가 감소한다(미국 스포츠 의학회, 1998).

안정시 맥박수는 큰 변화가 없으나 최대심박수가 가령에 따라 감소하며 심박출량은 매년 1%씩 감소하여 쉽게 피로를 느끼게 된다.

혈관의 탄력성이 감소하여 수축기 혈압은 연령이 증가함에 따라 계속 증가하지만 이완기 혈압은 35세에서 60세 사이에는 계속 증가하다가 이후로는 유지되거나 오히려 감소한다.

(5) 호흡기계의 변화

총폐활량은 감소하지 않지만 폐의 탄성도가 감소하여 흉곽이 팽창하면서 폐활량이 감소하고, 잔기량은 증가한다. 70세가 되면 잔기량은 30~50% 정도 증가하며 폐활량은 40~50% 정도 감소한다.

폐쇄용적(closing volume)이 증가하여 분비물이 폐에 고이기 쉽고, 기침반사 작용이 약하다. 이러한 변화는 만성 폐쇄성 폐질환 같은 심각한 폐기능 저하만 없다면 운동능력에는 큰 지장을 주지 않는다.

(6) 소화기계의 변화

① 구강

혀는 쓴맛을 제외하고 맛의 역치가 상승하고, 타액의 점도가 높아지고 침은 점차 알칼리성이 된다. 구강 건조증으로 맛의 변화, 말하기, 삼키기, 씹는 기능에 어려움이 생기고, 치아와 혀를 세균으로부터 보호하는 작용이 감소한다. 또한 치근의 섬유화, 상아질 생산의 감소, 치은의 퇴축 및 치조돌기의 골밀도 상실 증가로 먹는 즐거움을 감소시켜 영양부족을 초래할 수 있다.

② 위

위벽의 긴장이 저하하여 위 무긴장증(atony), 위하수가 되기 쉽고 운동기능은 장과 함께 저하한다.

③ 소장과 대장

장의 운동기능이 저하되어 노인 변비의 원인이 된다.

④ 간 담도계

간의 크기와 혈액량이 10년에 10%씩 감소한다.

⑤ 췌장

췌장에서 분비되는 소화효소나 중탄산염(bicarbonate)의 분비에는 변화가 없다.

(7) 감각기관의 변화

① 시각

동공의 크기는 연령이 증가함에 따라 감소하며 수정체의 변성이 동반되며 수정체의 혼탁으로 백내장이 생긴다. 노화에 따라 시세포의 기능이 감소히고 망막이 변성되어 시력장애가 온다.

② 청각

65세 이상 노인의 경우 적게는 25%에서 많게는 60%에서 대화에 장애를 줄 정도의 청력장애를 갖고 있다. 노인에서의 청력장애 중 가장 흔한 원인은 생리적인 변화인 '노인성 난청' 이다.

③ 미각

혀는 노화에 따라 위축이 오며, 그로 인해 미각은 감소하게 된다.

④ 후각

나이가 들어감에 따라 비점막은 위축하여 엷어진다. 이 때문에 흡기의 습도, 온도의 유지 및 먼지 등의 여과작용이 나쁘게 되어 기도로서의 기능이 저하된다. 50세가 되면 후각은 급격히 감소되기 시작하며 뇌의 후각 인지 부분도 퇴화가 오게 된다. 80세가 되면 후각의 기능은 최대 정점의 시기에 비하여 50%로 감소된다.

⑤ 촉각

대개 통증에 대한 감각은 노화에 따라 감소한다.

4 노인 건강증진과 관련된 건강행동

1) 흡연

흡연은 예방 가능한 질병이환율 및 조기사망률을 증가시키는 최대의 원인이다. 선진국의 경우 흡연율은 매년 감소하고 있다. 흡연은 노인에게 보다 큰 대가를 치르게 한다. 흡연은 심혈관질환, 순환계와 혈관의 상태, 췌장암, 방광암, 자궁경부암의 발생률을 증가시키고, 뇌졸중, 골다공증, 체중감소, 노인성 난청, 백내장, 그리고 근력저하 등과 관련이 있어 결국 삶의 질을 낮추고 의료기관 이용률을 높인다. 또한 노인에게 처방되는 많은 약들의 효과를 방해하며, 활성산소를 증가시켜 피부노화와 뇌위축을 촉진시킨다는 보고도 있다.

60세 이상의 노인흡연자 중 절반 정도가 흡연으로 인한 질환을 앓는다고 알려져 있으므로 금연하도록 지도하는 것은 상기 질환들을 예방하는 것이고 동시에 치료의 열쇠도 된다. 지난 20년간 수행된 연구들은 금연이 노인을 포함한 모든 나이대의 사람들에게 즉각적이거나 장기간에 걸친 건강상의 이득을 이끌어 낸다고 명확하게 밝히고 있다. 이러한 건강상의 이득으로는 심장질환, 뇌졸중, 사망의 위험감소, 순환계와 호흡기 기능의 향상 등을 포함한다. 심지어 심혈관 질환과 같은 기저질환을 가진 노인들의 경우 금연을 하는 것이 그들의 생존확률을 눈에 띄게 향상시킬 수 있으며, 이와 유사하게 젊은 성인들의 경우에서도 이러한 감소를 볼 수 있다. 특히 노인들이 금연을 하면 폐기능이 향상되고 호흡기 증상도 좋아지는 것으로 나타나며 폐렴이나 인플루엔자에 의한 사망률도 감소한다.

2) 음주

연령이 증가함에 따라 신체구성의 변화는 술의 효과를 증폭시킨다. 술이 몸의 수분을 통해 퍼져나가는데 나이를 먹어감에 따라 수분의 양이 줄어들기 때문에 같은 양의 술을 마셔도 젊은 사람에 비해 나이든 사람에서 혈중 알코올 농도가 훨씬 높아질 수 있다. 이에 더하여 혈중 알코올 농도가 비슷하더라도 나이든 사람들이 젊은 사람들에 비해 술의 효과에 좀 더 민감하게 반응한다.

음주는 당뇨와 고혈압을 포함하여 나이에 따라 증가하는 많은 수의 의학적 상태에서 절대 금기사항이다. 술에 대한 민감도의 증가 및 술과 약물의 상호작용 잠재력은 노인들에서 인지장애, 혼미, 낙상, 골절, 정신운동 장애를 포함하는 많은 수의 심각한 부작용들을 보일 수 있다.

3) 수면

65세 이상 노인의 1/3이상이 불면증을 호소하며, 입원하거나 치매가 있는 노인들 사이에서는 비율이 더욱 높다. 불면증은 감정적인 고통, 잘 지내고 있다는 느낌의 감소, 수면제의 사용, 어떤 경우에서는 질병과 사망 위험도의 증가와도 관련되어 있다. 나아가 노인들은 진정-수면제와 기타 수면관련 약제들의 나이에 따른 위험성과 의문스러운 이점들에도 불구하고 그러한 약제들을 부적절하게 사용한다.

건강문제 특히 협심증, 심장질환, 관절염, 호흡기 증상, 야간뇨, 그리고 기능제한 등의 모든 문제들은 모두 노인들의 수면문제와 관련된 것들이다. 또한 신체저하뿐만 아니라 향정신성 약물의 복용 등도 수면문제와 끊임없이 관련된다. 수면장애와 관련된 정신사회적 요소에는 우울증, 불안, 사회적 지지의 결핍 등이 포함된다.

불행하게도 노인의 수면장애에 대한 가장 흔한 치료는 진정-수면제의 장기간 복용이다. 약물치료는 단시간 내 한정적으로 하여야 효과적이다. 이때 목욕이나 운동 등 지지요법을 동반하도록 한다.

4) 영양

우리나라뿐 아니라 여러 선진국에서 발생하는 영양관련 질환 중 가장 유병률이 높은 것이 과체중과 비만이다. 과도한 체중은 심혈관질환, 2형 당뇨병, 고혈압, 뇌졸중, 고지혈증, 골관절염 및 여러 암과 관련이 있다.

노인에서 영양결핍의 위험인자는 여러 가지이다. 영양결핍과 관련된 건강인자는 만성질환과 음식 씹기, 삼키기, 소화와 흡수를 저해하는 상태, 잘 맞지 않는 의치, 치아 손실, 구강질환, 감소된 침 분비를 포함하는 부실한 구강건강, 쇼핑과 식사준비가 어려운 신체장애와 허약함, 음식의 맛과 향을 제한하는 감각손상, 음주, 다약(多藥) 복용 등이 있다.

노인에서 과체중과 비만의 비율이 젊은 사람들에 비해 높음에도 불구하고 노인이 훨씬 낮은 칼로리를 소비한다. 이런 명확한 모순점은 나이가 듦에 따라 체지방이 감소하고 앉아 있는 시간이 늘어나면서 에너지 소비가 감소된다는 것으로 설명될 수 있다. 칼로리 소비의 연령에 따른 감소는 노인에서 음식과 영양의 추천과 충분한 영양적 다양성을 관리하는 것을 어렵게 할 수 있다.

5) 신체활동

정기적인 신체활동은 혈압을 낮추고 관상동맥질환, 대장암, 유방암, 2형 당뇨병과 골다공증의 위험을 줄여준다. 그리고 신체활동은 또한 만성질환의 관리에 이득을 준다. 예를 들면 지구력 훈련과 저항력 훈련의 경우 골관절염, 류마티스 관절염, 심부전과 만성 폐쇄성폐질환을 가진 사람들의 증상을 경감시키고 기능을 향상시켜 준다는 것이 입증되었다.

정기적 신체활동은 낙상위험을 감소시킬 수 있고 균형감, 보행, 근력의 향상을 통해 일상수행 능력을 향상시킬 뿐 아니라 수면에 도움을 주고, 운동성을 향상시키며 우울과 불안을 감소시켜 정신적인 안녕, 건강과 관련된 삶의 질을 향상시킬 수 있다. 미국질병관리본부와 스포츠의학회에서 발표한 최근의 추천사항에는 "모든 성인들은 매일 또는 거의 모든 날에 중간정도 강도의 신체활동을 총 30분 이상 하라"는 내용을 포함하고 있다. 건강한 성인의 경우 시간당 3~4마일(5~6.5km)의 속도로 걷는 것이 중간강도 활동의 예이다.

노인의 경우 지구력운동뿐만 아니라 정기적인 근력운동과 유연성운동 프로그램을 함께 하는 것을 추천하고 있다. 정기적 신체활동의 건강상의 이점에도 불구하고 약 2/3의 노인들이 신체활동을 전혀 하지 않고 있으며, 노인들의 7~10%만이 근력운동, 22~24%만이 스트레칭 운동을 하고 있다.

5 노인 운동

1) 노인 운동의 필요성

인간의 생리적 기능은 30세까지는 거의 최고 수준을 유지하지만 그 이후에는 신체활동이 적을 경우 해마다 0.75~1%씩 감소하게 된다. 이런 생리적인 기능을 체력이라 할 수 있으며 체력은 환경, 연령, 생활습관, 신체활동 등 여러 요인의 영향을 받는다.

나이가 들어감에 따라 노화에 의한 신체적 변화에 의해 체력도 함께 감소된다. 그러나 노화로 인한 노인들의 체력저하는 완전히 예방할 수는 없지만 적절한 신체활동과 규칙적인 운동을 통해 체력이 감소되는 속도를 늦출 수 있을 뿐만 아니라 체력을 증진시킬 수도 있다.

그러므로 노인들의 건강을 유지•증진시키기 위해서는 심폐지구력, 유연성, 근력을 증진시킬 수 있는 운동을 실시하여야 한다.

2) 노인 운동의 목적

규칙적인 신체활동을 통해 노화로 인한 신체적 변화를 예방하고자 하는 노인 운동의 목적은 다음과 같다.

① 호흡기와 순환기계의 기능을 증진하여 심폐지구력을 향상시킨다.
② 근 기능을 증진시켜 근력 및 근지구력을 향상시킨다.
③ 상적인 관절의 가동범위를 유지하게 하여 유연성을 향상시킨다.

3) 노인의 신체적 특성

노인을 위한 운동 프로그램을 구성할 때는 노화과정에 의한 노인들의 신체적인 특성을 고려하여야 한다.

① 골질량 및 골밀도가 감소하여 청년이나 중년에 비해 골절되기 쉽다.
② 결합조직의 밀도가 높고 인대와 건의 탄성이 적을 뿐만 아니라 관절의 가동범위가 현저하게 감소된다.
③ 근 질량이 감소되고 신경계 기능의 퇴화로 자극에 대한 반응과 반사 시간이 느리다.

이와 같이 노화 현상으로 인해 노인의 젊을 때의 유연성과 탄력성이 감소하고 조직이 허약하며 조그만 사건에도 상해를 입으므로 움직임이 일정하지 않고 갑작스러우며, 불규칙한 운동은 노인에게 상해를 입힐 가능성이 크므로 낮은 강도의 저 충격, 유산소성 운동프로그램이 적절하며 하루에 한가지 종류의 운동이나 신체활동을 실시하는 것이 적절하다.

4) 노인 운동 프로그램 구성요소

노인이 실시할 운동프로그램을 구성할 때는 운동의 종류, 빈도, 시간, 강도 또는 단계를 반드시 고려하여야 한다.

(1) 운동의 종류

노인 운동의 목표가 지구력의 향상, 신체 가동범위와 유연성 개선 그리고 근력을 유지시키는 것이므로 이를 위해서는 심장운동량을 최소화시킬 수 있는 큰 근육군이 동원되는 반복적인 동적 지구성 운동을 선택하는 것이 좋다. 지구성 능력의 향상에 도움이 되는 운동은 걷기, 조깅, 등산, 계단 오르기, 수영, 사이클 등이 적합하며, 유연성 증진과 근력유지에 도움이 되는 운동은 어깨 및 고관절 부위의 회전운동과 같은 큰 근육이 사용되는 운동이 적절하며 여기에는 맨손체조, 노젓기, 수영, 스트레칭 동작 등이 대표적으로 포함된다. 또한 걸으면서 실시하는 가벼운 팔 · 다리 동작은 유연성을 개선시켜 주고 근력과 근 질량을 증가시킬 뿐만 아니라 골다공증 또는 골

연화증에 예방적, 치료적 효과가 있다.

(2) 운동시간과 강도

노인들의 경우 운동 중 상해를 예방하기 위해서는 운동량을 늘릴 때 운동의 빈도, 시간, 강도 순서대로 증가시킨다. 운동과 운동 사이의 공백 기간은 48시간을 넘지 않도록 하며, 주에 3~5일 실시하는 것이 좋다. 처음 프로그램을 시작할 때에는 일주일에 3회 즉, 하루걸러 하루씩 실시하며 노인이 운동에 적응하면 빈도수를 일주일에 5회까지 늘린다.

① 심폐지구력운동은 최대 심박수의 40~80%의 강도로 주3회 20~30분정도가 적당하며 오전과 오후처럼 여러차례 나누워서 운동할 수도 있다.
② 유연성운동은 정적 스트레칭 10~30초 지속하고 동작들을 3~5회 정도 반복하는 정도로 한다. 15분~30분정도 주3회 이상 몸에 긴장을 풀어 줄 수 있는 정도로 운동한다.
④ 균형감이나 운동감각이 낮은 노인들은 일상생활에서 자주 넘어지거나 낙상의 위험이 크기에 평형감각을 길러주는 운동이 필요하다. 균형감각은 '한쪽다리로 서있기' 같은 섯을 1~2분정도 해줌으로 해서 향상을 가져올 수 있다.

(3) 노인 운동의 유의사항

① 더울 때는 탈수, 탈진, 일사병을 유발할 수 있으므로 피한다.
② 추울 때는 실내에서 충분한 준비운동으로 몸을 따뜻하게 한 후 바깥으로 나갈 수 있도록 한다. 또한 노인에게는 협심증, 심장마비, 뇌졸중의 위험이 있으니 주의 하여야 한다.
③ 당뇨가 있는 노인은 팔을 머리위로 드는 운동은 혈압을 상승시킬 위험이 있으니 오랜 시간 팔을 위로 들지 않는 것이 좋다.
④ 골다공증이 있는 노인은 허리를 심하게 굽힌다거나 빠르고 갑작스러운 동작은 피하고 저항운동과 근력운동 같이 주로 앉아서 할 수 있는 운동으로 한다.
⑤ 운동 중에 힘들면 운동을 중단하고 휴식을 취하도록 한다.
⑥ 노인들은 탈수되기 쉬우므로 운동 전 · 후에 음료수(물)를 섭취하도록 한다.
⑦ 운동 전 · 후에 커피, 콜라, 홍차 등을 마시는 것을 피한다.

⑧ 운동 전 2시간 또는 운동 후 1시간 이내에는 식사를 피한다.

⑨ 운동 후에 흡연은 특히 금해야 한다.

⑩ 운동할 때 무거운 의복이나 고무제의 의복을 입는 것은 위험하다.

⑪ 운동 후 샤워시 너무 더운 물 또는 차가운 물 샤워는 피한다.

⑫ 균형 감각 떨어지기 때문에 바닥이 경사지거나 울퉁불퉁한 장소를 피해서 운동 한다.

⑭ 강한 운동 강도는 노인의 심장에 부담을 줄 수 있으므로 맥박측정법을 가르쳐 주어, 스스로 맥박을 측정하여 운동 강도를 조절할 수 있도록 교육한다.

제 12 장 요통과 운동

1. 척추의 구조
2. 원인
3. 증상
4. 검사와 진단
5. 치료
6. 예방

유인원 시대를 지나 인간이 걷기 시작하면서 척추는 막대한 체중을 부하해야 하는 기둥역할을 하게 되어 과도한 역학적 부담을 갖게 되었다. 척주관절은 40세를 전후하여 전체 수분함유가 감소하고 척추 경직을 가져온다. 요통은 전 인구의 80% 이상에서 경험하며, 산업재해 사고 뿐 아니라 활동장애를 일으키는 원인 중 으뜸을 차지한다.

1 척주의 구조

척주는 경추 7개, 흉추 12개, 요추 5개, 천추와 미추 각각 1개로 이루어져 있으며, 경부와 요부는 C자형으로 전만되어 있고, 흉추는 반대로 후만되어 있어 생리적 만곡커브를 이룬다(그림 12-1). 1·2경추를 제외한 각 척추뼈 사이에는 23개의 추간원판이 있어 척추의 운동을 원활하게 해주며, 압력을 받을 경우 충격을 분산·흡수하는 작용을 한다. 척추의 앞부분인 추체 및 추간원판에는 체중의 70%가 부하되고, 척추와 신경근이 들어있는 뒤쪽의 척수강·추관절 등에는 30%의 체중이 부하되는데, 전방에는 추체와 추간원판을 위·아래로 감싸고 있는 넓은 인대가 있어 척추의 안정성을 증대시키나, 후방의 중인대는 좁아서 추간원판이 잘 튀어나와 신경근을 압박하게 된다.

2 원인

1) 역학적 요인

나쁜 자세가 만성적으로 지속되어 발생된다. 바른 자세로 서 있으면 무게중심이 일직

선상에 있어 허리근육의 수축현상이 최소화되어 힘이 들지 않으나, 허리를 과도하게 구부리거나 임신 또는 비만으로 인해 배가 앞으로 나오면 무게중심이 앞으로 치우쳐 등을 뒤로 젖히기 위해 허리근육을 과도하게 수축하기 때문에 인대와 근육이 수축 · 긴장하거나 심하면 파열되어 통증을 유발하게 된다. 이러한 현상이 반복해서 나타나는 경우를 만성염좌라 하고, 인대나 근육이 갑자기 늘어나거나 파열되는 것을 급성염좌라 한다.

2) 척수강 협착증

나이가 많아지면서 수핵내 수분이 줄어들어 척추간 간격이 좁아져 주위 인대조직이 늘어나거나 석회화현상 등으로 신경이 통과하는 척수강이나 척수공이 좁아져 신경을 자극하는 질환이다. 특히 50~100m만 걸어도 다리 통증이 심하고 앉거나 허리를 굽힐 때는 통증이 감소된다.

3) 요추간판 탈출증

척추사이의 추간판이 파열되어 수핵의 탈출이 생겨 척수경막이나 신경근을 압박해 통증을 유발한다. 발병초기는 허리통증이나 다리가 저리고 통증을 야기한다.

4) 퇴행성 척추관절염

나이를 먹으면서 척추를 많이 쓰고 닳아서 위 · 아래 · 가장자리에 뼈가 조금씩 자라 튀어나오거나, 추체의 염증반응으로 척추의 통증을 유발한다.

골관절염은 오랜 기간 동안 반복적으로 사용하여 생기고 관절연골은 수분과 콜라겐이 감소하여 얇아져 원상회복이 되지 않는다.

5) 심리적 요인

복잡한 산업사회에서 생활하면서 생기는 정신적 스트레스는 목, 허리 근육을 긴장시키므로 요통이 심인성으로 유발될 수 있다.

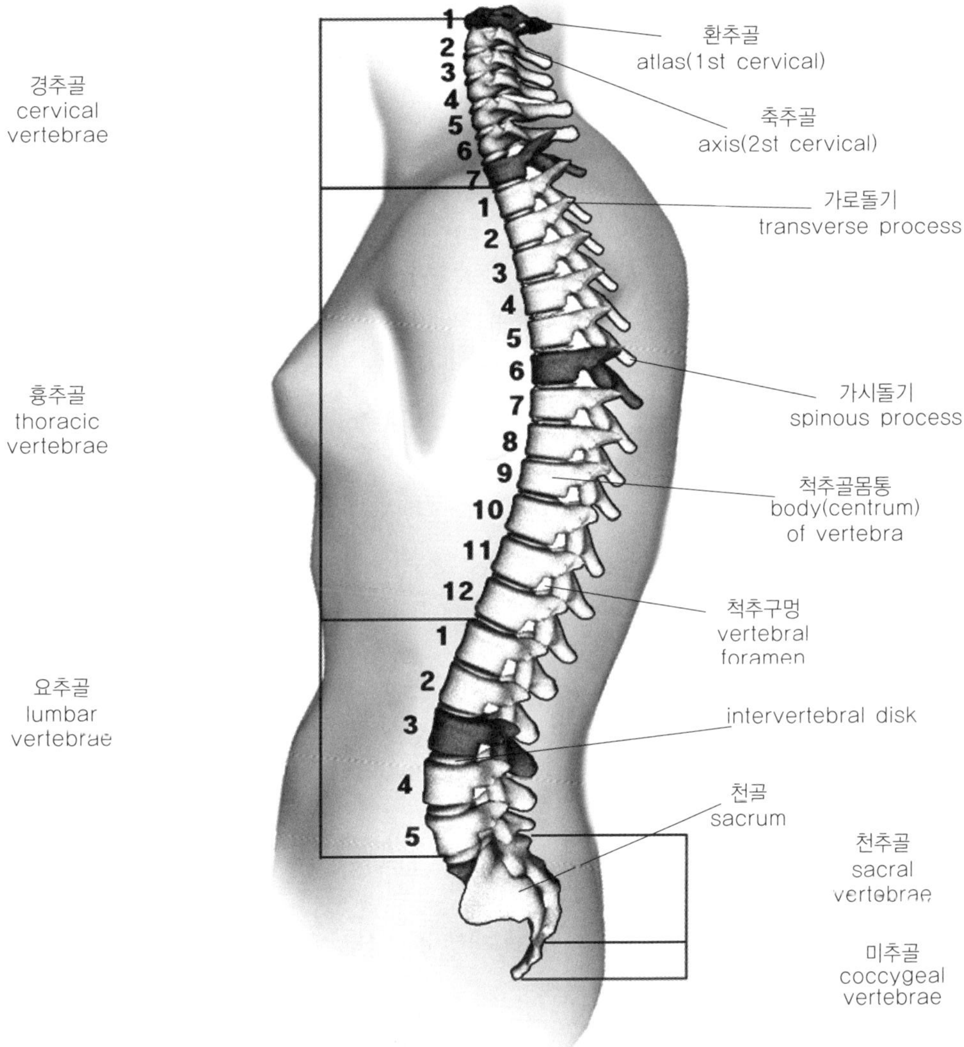

그림 12-1. 각 척추 수준에서 분지되는 신경

6) 기타

바이러스나 박테리아 등의 감염, 종양, 암의 발병으로 올 수 있고, 다른 장기(신장, 골반)에 이상이 있는 경우나 혹은 선천적 척추이상 및 측만증으로 올 수도 있다.

3 증상

인대, 허리근육, 추체 등의 이상이 있는 경우에는 국한된 허리의 통증이 유발하지만 신경근을 압박하면 허리외 부위의 통증을 유발한다. 즉 다리 쪽으로 가는 신경근에 이상이 생기면 다리 쪽으로 내려가는 방사통은 허리에는 통증이 없고 발이나 종아리에 통증을 나타낸다. 근위축이나 근위약 외에도 건반사 감소, 누워서 다리를 들어 올릴 때 통증유발을 초래할 수 있고 둔부주름살의 양측 비대증, 허리근육의 강직 및 압통으로 인한 운동제한 및 측만현상을 관찰할 수 있다.

4 검사와 진단

① X- 선검사

척추 자체의 이상, 디스크 공간의 협소, 퇴행성 변화, 생리적 커브이상, 골절 및 탈골, 선천성 기형 등을 발견해 낼 수 있다.

② 근전도검사

전기진단학적 컴퓨터 검사법으로 통증의 원인이 신경, 근육의 이상으로 온 것인지 판별해 낼 수 있는 중요한 검사로 어느 신경근이 압박 및 병변이 있는지도 알아낼 수 있다.

③ 기타

컴퓨터단층촬영, 척추조영술, 추간판조영술 등으로 추간판 탈출부위를 진단할 수 있다.

5 치료

요통의 치료는 원인에 따라 전문의의 정확한 진단하에 올바른 치료를 받아야 한다. 대부분 요통은 역학적인 과도한 힘이 내외적으로 가해져 생기므로 예방과 치료는 평소에 허리주위 근육강화 훈련과 바른 자세 생활 그리고 요추, 골반, 대퇴관절의 가동 범위운동으로 역학적 스트레스(무리한 힘)에 잘 견디도록 준비하는 교육이 가장 중요하다. 특히 허리 주위의 근육강화훈련이나 바른 자세의 생활, 요추 및 대퇴관절의 가동범위 확장운동은 역학적 스트레스에 잘 견딜 뿐만 아니라 요통의 예방과 치료에도 효과적이다.

1) 보존적 치료

① 침상휴식 2~4주간은 단단한 매트나 침상위에서 대퇴관절과 무릎관절을 약간 구부린 상태에서 절대 안정하여 허리에 긴장을 감소시킨다.

② 골반 기울기운동으로 전만증을 감소시키고, 복부 및 허리주위 근강화 훈련으로 재발을 막는다.

③ 열(온습포, 전기패드, 초음파치료)을 가해주어 진통 및 근 긴장을 감소시키고 급성기 1~3일은 냉찜질이 좋다.

④ 추간원판 공간의 협소로 인해 신경근이 압박을 받을 때는 10kg 정도의 무게로 골반 견인치료를 한다.

⑤ 통증이 심할 경우에는 근이완제나 항열제를 투여한다.

⑥ 점차 통증이 소실되면 허리 주위의 근육강화훈련을 시키고 바른 자세로 활동하게 한다.

⑦ 보조코르셋은 근경련을 감소시키고 자세를 좋게 하며 복압을 증가시켜 요추에 작용하는 압력을 경감시키고 요추의 운동을 제한시킨다.

⑧ 굽이 딱딱하거나 높은 신발은 피하고, 고무나 스폰지 등의 재질로 된 쿠션이 좋은 신발을 신는다.

⑨ 그 외의 치료법으로는 전기자극요법이나 추간원판에 특수한 약물을 주입하여 수핵을 녹이는 방법 등이 있다.

2) 수술요법

3~4주간 절대 침상안전 등을 포함한 보존요법을 실시해도 계속적 통증 및 마비의 악화가 있으면 전문의의 진단하에 선택적으로 수술을 하는데, 수술 후에도 반드시 골반운동을 비롯하여 허리주위의 근육강화훈련 및 평소의 바른자세 생활 등 자기관리를 계속해야 재발을 방지할 수 있다.

3) 운동요법

평소에 허리를 받쳐주는 복근과 배근 강화운동은 역학적 스트레스에 잘 견디는 것은 물론 요통의 예방과 치료에도 효과적이다.

(1) 허리 및 복부근육 강화훈련

① 골반 기울기운동

반듯이 누워 무릎을 구부리고 복부근과 둔부근을 힘껏 수축시켜 복부가 밑으로 내려앉게 하고, 허리가 편편하게 바닥에 닿게 한다. 이것은 허리의 전만증을 감소시키는 자세이다. 수축은 10~15초, 이완은 3~5초 동안 15~20회 반복한다.

② 무릎 가슴에 닿기

골반 기울기운동을 함과 동시에 양손으로 무릎 위나 허벅지를 잡아당겨 머리를 들어 무릎 쪽으로 갖다 댄다. 번갈아 가며 10초간 수축하고 5초간 이완을 반복한다.

③ 다리 들어올리기

반듯이 누워 무릎을 세운 자세에서 한쪽 다리의 무릎을 편 상태로 들어올린다. 처음에는 무릎과 대퇴관절을 굴곡시킨 후 무릎을 펴는 것이 좋다.

④ 쪼그려 앉기

의자 뒤에서 등받이를 손으로 잡고 둔부가 발뒤꿈치에 닿도록 쪼그려 앉았다가 일어서는 운동으로, 발바닥이 땅에서 떨어지지 않도록 한다.

⑤ 윗몸 일으키기

반듯이 누워 무릎을 세운 자세에서 머리와 어깨를 바닥에서 들어 올리는 운동으로, 처음에는 10° 정도 등을 바닥에서 들어올리다가 점차 각도를 증가시켜 90°까지 완전히 들어올린다. 이 운동은 요통이 없어진 후에 실시하여야 한다.

(2) 바른자세 생활

① 잠을 잘 때

단단한 매트나 요 위에서 무릎과 대퇴관절을 구부린 상태에서 바로 눕거나 옆으로 누워 잔다.

② 앉을 때

의자에 앉거나 운전을 할 때에는 둔부를 의자 등받이에 바짝 갖다 대고, 대퇴관절과 몸통과의 각도와 무릎을 구부린 각도가 모두 90°가 되게 한다. 푹신푹신한 소파보다는 팔걸이가 있는 의자가 좋으며, 구부린 무릎의 각도와 다리와 몸통 전체가 이루는 각도가 90°가 유지되도록 자기 체형에 맞는 의자를 사용하는 것이 좋고, 등받이는 긴 것이 좋다.

③ 서 있을 때

장시간 서서 일을 할 때에는 높이가 15cm 정도 되는 발 받침대위에 양발을 번갈아 놓으면서 일을 하는 것이 좋다. 바르게 선 자세는 머리는 똑바로 세우고, 턱은 약간 아래쪽으로 당기며, 가슴과 어깨는 펴고, 복근에 힘을 주어 배가 들어간 자세이다.

④ 무거운 물건을 들 때

무거운 물건을 들 때는 허리를 편 상태에서 반듯이 무릎을 구부리고, 물건을 들어 올릴 때에는 물건과 몸을 되도록 가깝게 하여 들어올린다(그림 12-2).

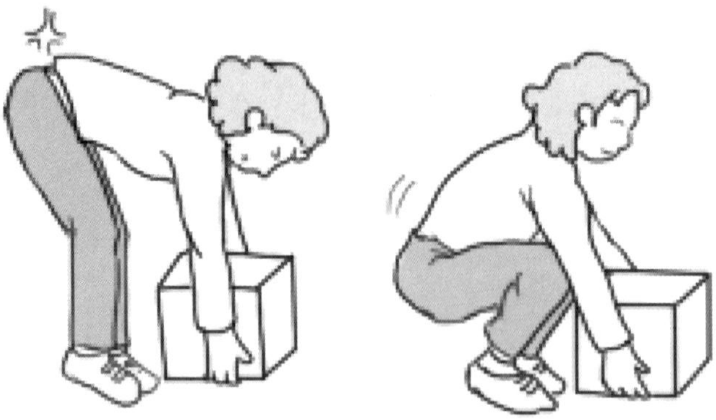

그림 12-2. 물건을 들 때의 모습(좋은 자세와 나쁜 자세의 비교)

6 예방

① 나쁜 자세나 잘못된 운동습관을 고친다.

② 요부의 스트레칭 운동으로 요부근육의 유연성을 기르고 복근운동으로 근력을 강화시킨다.

③ 과도한 전신운동은 요부근육과 인대손상을 야기하므로 피한다.

제 13 장 심폐소생술

1. 심폐정지의 원인
2. 심폐정지의 증상
3. 심폐소생술의 원칙

심폐소생술이란 심장박동이나 호흡이 중지되어 임상적으로 사망한 환자의 상태를 신속하게 파악, 처치함으로써 정지된 혈액순환 및 호흡기능을 유지시키는 것이다. 치료 기술로는 도수기법, 제세동기, 약물투여 등을 들 수 있겠다.

1 심폐정지의 원인

호흡부전증 요인과 심부전증 요인이 단일 혹은 복합요인으로 발생한다.

① 호흡부전증의 원인으로는 저산소 환경, 호흡기도의 폐쇄, 혈액의 산소운반 이상, 호흡중추의 마비 등이 있다.
② 심부전의 원인의 원인으로는 심근의 수축력억제 또는 흥분성증가(저산소혈증, 전해질 이상, 감전사고 등), 심근혈류량의 부족, 심근의 작업량과 산소요구량의 증대 등으로 관상동맥 혈류량의 부족된 경우가 있다.

2 심폐정지의 증상

심폐정지의 증상은 맥박부재, 심음이나 호흡음 없거나 발작성, 얼굴이 창백하거나 청색증, 동공 산대, 의식이 없고 경련증과 간질증세가 나타난다. 그리고 수술시야에 출혈이 멎고 혈액색이 검게 보이고 심전도상에 심실무수축증(ventricular asystole)이나 심실 잔떨림(ventricularfibrilletion), 뇌파소견에 파장이 보이지 않는다.

3 심폐소생술의 원칙

심폐소생술에 있어서 우선 심폐정지가 의심되는 사람의 상태를 파악하기 위해서 의식상태, 호흡 및 맥박상태, 혈액순환 상태, 동공상태를 파악해야 한다. 일단 임상적 사망상태가 되면 심폐소생술을 시행하는데, 심폐소생술은 인공호흡과 흉부압박(심장마사지)의 배합법으로 심장이나 폐가 정지되었더라도 뇌와 주요기관에 최소한의 산소를 공급하여 생물학적 사망을 방지하는데 있다. 이러한 심폐소생술의 기본원칙은 2010년 미국심장학회 지침(2010AHA Guidelines for Cardiopulmonary Resuscitation and Emergency Cardiovascular Care)에 따라 순환보조, 기도확보, 호흡보조 순으로 시행되어야 한다.

그림 13-1. AHA ECC 생존의 고리

1) 순환보조(cirulation cardia compression : 심장압박)

맥박을 확인하여 맥박이 없으면 속히 순환보조를 시행해야 한다. 순환보조의 기전은 심장펌프 이론과 흉곽펌프 이론에 기초하며 순환보조를 위한 심장압박은 반드시 딱딱한 바닥에서 시행해야 정확하게 할 수 있다. 심장압박 방법은 흉골의 상하운동으로 심장에 압박을 주어 혈액순환을 유도하는 방법으로 환자의 측면에서 구조자의 상반신 체중을 실어 4~5cm 깊이로 눌러준다. 눌러주는 위치는 흉골의 절반 아래쪽이나 검상돌기에서 두 손가락 길이만큼의 위쪽이거나 또는 흉골이 만나는 지점에 한 손꿈치를 놓고 그 위에 다른 쪽 손을 포개고 팔꿈치를 펴고 수직으로 압박한다(그림 13-2).

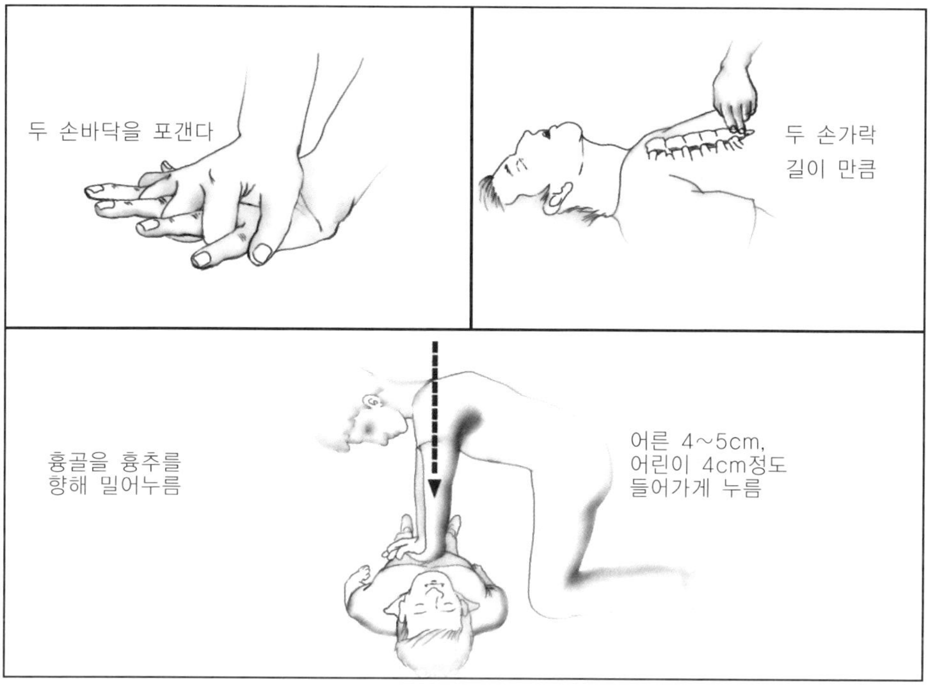

그림 13-2. 심장 압박법

대부분 심장과 폐가 동시에 정지되며 어느 한쪽이 먼저 정지되어도 결국 양쪽 다 정지되므로 인공호흡과 심장마사지를 함께 시행해야 한다.

(1) 구조자가 한 사람일 경우

환자의 상태를 5~10초간 확인하고 환자의 자세를 바로 눕힌다. 경동맥에서 맥박이 없으면 분당 100회의 속도로 흉골을 약 4~5cm 들어가게 심장압박을 시작한다. 심장압박과 인공호흡은 30:2비율로 2분 동안 5회주기로 반복 시행한다(그림 13-3). 매 2분마다 머리를 뒤로 젖히고 경동맥을 찾아 호흡과 맥박을 재확인하고 심장압박 중단시간은 10초미만으로 한다.

(2) 구조자가 두 사람일 경우

구조자가 두 사람이면 1분간 100회의 심장압박과 인공호흡을 13~15회 정도를 실시한다. 즉 심장압박과 인공호흡은 15:2의 비율로 번갈아 하면서 호흡과 맥박을 확인하여야 한다.

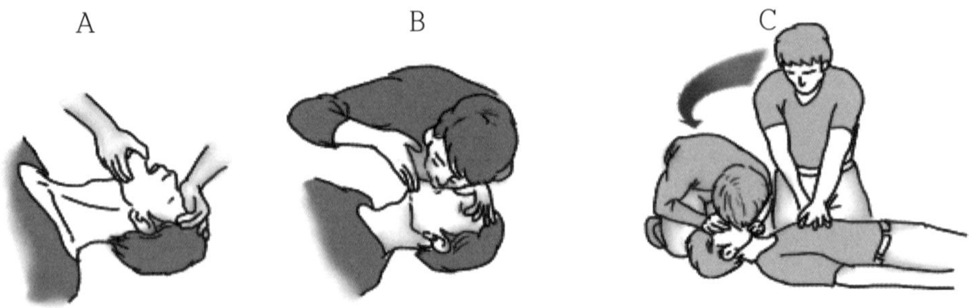

A : 구조자가 1명일 때 기도 확보 모양
B : 구조자가 1명일 때 구강대구강 호흡법
C : 구조자가 2명일 때 인공호흡과 심압박

그림 13-3. 심폐소생술의 형태

2) 기도확보(airway)

사람은 의식을 잃으면 혀뿌리가 말려들어가 기도를 막게 되므로, 구조자 한쪽 손은 환자의 이마에 대어 머리를 뒤로 젖히고, 다른 손은 환자의 아래턱을 위로 올려 기도를 열어주어야 한다(그림 13-4).

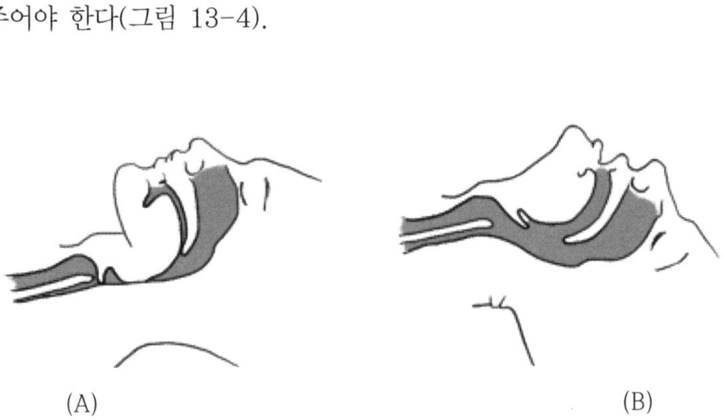

그림 13-4. 기도폐쇄상태(A)와 교정상태(B)

3) 호흡보조(breathing)

호흡이 정지하면 심장으로 산소 공급이 차단된다. 그러나 체내의 혈관이나 폐에 남은 산소가 있고 인공호흡 구조자가 불어넣는 공기 중에 약 15~16%정도 산소가 존재하므로 환자의 생물학적 사망을 방지하기에 충분하다. 호흡정지 환자에게 평상시의 2배 정도 폐환기량으로 인공호흡을 실시하면 환자의 산소 포화도는 90%이상, 산소분압은 75mmHg이상(정상치 80~100mmHg) 유지할 수 있다. 그러므로 기도가 확보되면 곧 인공호흡을 실시하고 스스로 호흡할 수 있을 때까지 멈추지 않아야 한다. 호흡보조에는 입과 입으로 시행하는 구강대구강 호흡법과 환자의 코로 인공호흡을 실시하는 구강대비강 호흡법이 있다.

(1) 구강대구강 호흡법

이물질 여부를 확인하고 한 손을 환자의 이마에 얹고 손가락의 엄지와 검지로 코를 막고 다른 손으로 환자의 아래턱을 올려 기도를 확보한다. 기도가 확보되면 환자의 입으로 공기를 강하게 불어넣어 주면서 환자의 가슴이 부풀어 올라오는지 눈으로 확인해야 한다. 공기가 폐로 들어간 후 불어넣은 공기는 자동적으로 밀려나와 환자의 가슴이 내려간다. 이 때 호흡이 쉽게 이루어지도록 입이 크게 열려 있게 하며, 이러한 인공호흡을 1초씩 2회 실시하도록 한다.

(2) 구강대비강 호흡법

호흡법의 원리는 구강대구강 호흡법과 같고 공기를 입으로 불어넣는 대신 코로 불어 넣는 방법만 다르다. 코로 공기가 들어갈 수 있게 환자의 턱을 들어 올리고 입을 막고, 코로 숨을 불어넣고, 내쉴 때에는 입을 열어 주어야 한다.

4) 심폐소생술의 중단

환자의 맥박과 호흡이 회복, 의사나 전문 구조원에게 인계, 일행과 교대할 경우, 매우 오랫동안 계속하여도 회생이 안될 때는 중단한다.

표 13-1. 심장압박 및 호흡보조의 비율(회)

구분 / 환자	흉골압박	흉부압박/분	압박/호흡 (2구조자)	압박/호흡 (1 조자)
영 아	2.5cm	100	15 : 2	30 : 2
어린이	3.8cm	100	15 : 2	30 : 2
성 인	4~5cm	100	15 : 2	30 : 2

참 고 문 헌

강성례 외 14인, 공중보건학, 보문각, 국립보건원, 2004

고광도, 내과학, 의계신문사, 1993

구성회 외, 공중보건학, 고문사, 1989

권숙표 외, 최신 환경위생학, 집현사, 1985

권숙표 외, 환경과학, 형성출판사, 1982

권이혁, 최신보건학, 신광출판사, 1982

김건수, 생활보건학, 현문사, 1998

김정환 외, 현대 공중보건학, 지구문화사, 2005

김두희 외, 예방의학과 공중보건, 계축문화사, 1979

김동석, 공중보건학, 수문사, 2002

김명호, 보건교육, 수문사, 1985

김명호, 학교보건 및 실습, 수문사, 1987

김성수, 건강관리, 한국체육대학 경기지도자연수원, 1987

김성수 외, 스포츠의학 입문, 보경문화사, 1992

김세철, 남성의학, 김영사, 1989

김영규 외, 최신공중보건학, 도서출판 효일. 2004

김용기 외, 스포츠의학입문, 서원당, 1985

김일순, 흡연과 건강, 보건사회부, 1988

김종훈 외, 건강교육, 교학연구사, 1985

김정순, 역학원론, 신광출판사, 1984

김형묵, 응급환자의 진단과 처치, 고려의학, 1988

노동부, 산업재해분석, 노동부, 2004

대한임상노인의학회, 최신노인의학, 도서출판 한국의학, 2011

민성길, 최신 정신의학, 일조각, 1990

박승환, 류호상, 권영우, 운동과 건강, 영남대학교출판부, 2014

보건복지부, 질병관리본부 : 2012 국민건강통계

백상호, 기초 인체해부학, 대한간호협회, 1993

백우현, 인간과 환경, 탐구당, 1992

백원칠, 공중보건학, 교학연구사, 2008

_____, 웰빙을 위한 건강관리, 교학연구사, 2009

서병와, 최신 임상기생충학, 일조각, 1978

서영석 외, 기초 해부생리학, 양문출판사, 1979

서울대학교 보건대학원, 보건학개론, 신광출판사, 1976

서울시 양호교사회, 학교보건업무를 위한 참고 자료집, 서울시 양호교사회, 1990

소진탁 외, 인체 기생충학, 개문사, 1986

안용조 외, 공중보건학 도서출판 효일, 2004

유승흠, 양재모의 보건학, 계축문화사, 2005

양재모 외, 공중보건학 강의, 수문사, 1986

양재모, 유승흠, 국민의료, 수문사, 1984

오정희, 재활의학, 대학서림, 1986

유승흠, 국민의료 총론, 수문사, 1984

유재근, 공중보건학 문제집, 신광출판사, 1982

윤방부, 임상 가정의학, 수문사, 1992

의학교육연수원, 응급처치, 서울대학교 출판부, 1989

이광혜, 여성보건, 수문사, 1989

이동우, 보건통계학 방법, 신광출판사, 1983

이시형, 대인공포증, 일조각, 1993

이인모 외, 공중보건학, 도서출판 정답, 1999

이은옥, 응급처치의 원리와 실제, 수문사, 1990

전종휘, 감염성질환 변천양상, 대한의학협회, 1985

전태원 외, 운동검사 및 처방의 이론과 실제, 금광, 1990

질병관리본부, 2012질병관리백서

학원출판공사, 학원세계대백과사전, 학원출판공사, 1993

한국산업안전공단, 2002년 산업재해원인조사, 한국산업안전공단, 2002

한균원, 산업안전보건실무, 형성출판사, 2004

황수관, 성인병과 운동, 연세대학교 스포츠과학연구소, 1992

Claude Bouchard, Steven N. Blair, Willoam L. Haskell. 신체활동·운동과 건강. 손천택, 신원태, 이상욱(옮김). 대한미디어, 2011

Garry Egger, Andrew Binns, Stephan Rossner. 생활습관의학. 생활습관의학연구소(옮김), 범문에듀케이션, 2012

Waneen W. Spirduso, Karen L. Francis, Priscilla G. MacRae. 신체활동과 노화. 최종환 외 7인(옮김), 대한미디어, 2009

American Heart Association

Abbatt, F. R. "Teaching for better learning." A guide for teachers of primary health care staff. 2nd ed. Geneva: World Health Organization, 1992

Ahn, Y. S., J. F. Bena, and A. J. Bailer. "Comparison of unintentional fatal occupational injuries in the Republic of Korea and the United States." Injury prevention, 2004

Alekseev, AN et al: chemical methods for the control of arthropod vectors and pests of public health importance, WHO, 1984

Alvarez, GG, & Ayas, NT. The impact of daily sleep duration on health: a review of the literature. Progress in Cardiovascular Nursing, 2004

American college of sports medicine: guidelines for exercise testing and prescription, Lea & Febiger, Philadelphia, 1986

American College of Sports Medicine. ACSM's guidelines for exercise testing and prescription. Lippincott Williams & Wilkins, 2013.

American heart association. Heart and stroke facts. Dallas: American Heart Association, 1994

Anderson, CL et al : Communith health 3th ed., The CV Mosby Co., 1978

A.P.H.A : Control of communicable disease in man, 13th ed., 1980

BERNARD, Claude. Leçons sur les propriétés physiologiques et les altérations pathologiques des liquides de l'organisme. J.-B. Baillière et fils, 1859.

Blair, Steven N. "CH McCloy Research Lecture: physical activity, physical fitness, and health." Research quarterly for exercise and sport, 1993

Breus, MICHAEL J., and PATRICK J. O'Connor. "Exercise-induced anxiolysis: a test of the" time out" hypothesis in high anxious females." Medicine and science in sports and exercise, 1998

Caspersen, Carl J., Kenneth E. Powell, and Gregory M. Christenson. "Physical activity, exercise, and physical fitness: definitions and distinctions for health-related research." Public health reports, 1985

Cohen, David B. Sleep and Dreaming: Origins, Nature and Functions. New York: Pergamon Press, 1979

Carskadon, Mary A. "Sleep and circadian rhythms in children and adolescents: relevance for athletic performance of young people." Clinics in sports medicine, 2005

Dictionary, Oxford English. "Oxford English Dictionary." (2013).

Fidler, Isaiah J., and Margaret L. Kripke. "Metastasis results from preexisting variant cells within a malignant tumor." Science, 1977

Fodor, JT et al : Health instruction, 3rd ed., Lea & Febiger, 1981

Fox, EL et al : The physiological basis of physical education and athletics, WB Saunders, Co. Philadelphia, 1981

Guilbert, JJ et al : Educational handbook for health personnel, Revised ed,. WHO, 1981

Hale, B. S., and J. S. Raglin. "State anxiety responses to acute resistance training and step aerobic exercise across eight weeks of training." The Journal of sports medicine and physical fitness, 2002

Hedden, W Jr. : Accident research : Methods and approahces, Harper & Row Publishers Inc., NY, 1964

Henschen S. Skilanglauf und skiwettlauf: eine medizinische sportstudie. Mitt Med Klin Upsala (Jena). 1899

Higson, R et al : In sickness and health : social dimensions of medical care. The CV Mosby Co., 1981

Johns, EB : health for effective living, Mcgraw-Hill Co., 1970

Kuprian, W : Physical therapy for sports, WB Saunders, Co., 1982

Leavell HR, Clark EG, Textbook of preventive medicine mcgraw hill book company Inc., 1953

Lilienfeld, AM : Chronic diseases and public health, The Hopkins press, Baltimore, 1966

Marxcy et al : Public health & preventive medicine, Appleton century crofts, 1980

NEA/AMA : health education, AAHPER, 1971

Neubauer DN.Insomnia. Prim Care, 2005

Nortman, DL : Population and family planning program : A compendium of data through 1983, The population council, NY, 1985

Olshansky, S. J., Hayflick, L., & Carnes, B. A. No truth to the fountain of youth. Scientific American, 2002

Pack, George T., and Harvey W. Baker. "Total right hepatic lobectomy: report of a case." Annals of surgery, 1953

Paul M. Insel, Walton T. Roth : Core concepts in health, Marfield publishing co. california, 1994

Pollock, MI : Exercise in health and disease, WB Saudners Co., 1984

Pollock, ML et al : Health and fitness through physical activity, John Willey & Sons, NY, 1978

Prentice, WE et al : Fitness for college and life, 2nd ed., 1988

Prentice, WE et al : Fitness for college and life, 2nd ed., 1988

Raglin, J. S., and M. Wilson. "State anxiety following 20 minutes of bicycle ergometer exercise at selected intensities." International journal of sports medicine, 1996

Read, M : Sports injuries, ARCO Publishing Inc., NY, 1984

Robert Crooks : Our Sexualith, 6th ed., Brooks/Cole Publishing Co., 1996

Ryan, AJ et al : Sports medicine, 2nd ed., Academic press, 1989

Saslow, Debbie, et al : "American Cancer Society guidelines for breast screening with MRI as an adjunct to mammography." CA: a cancer journal for clinicians, 2007

Schottenfeld, D : Epidemiology and prevention, WB Saudners Co., 1982

Schottenfeld, D : Epidemiology and prevention, WB Saunders Co., 1982

Sharky, BJ : Physiology of fitness, 2nd ed., Academic press, 1989

Sharkey, BJ : Physiology of fitness, 2nd ed., Human Kinetics Puplishers Inc., 1984

Smith, Robert A., et al : "American Cancer Society guidelines for the early detection of cancer." CA: a cancer journal for clinicians, 2002

Smolensky, J : Principles of communith health, 3rd ed., WB Saunders Co., Philadelphia, 1972

Stack, H : Education for safe living, Englewood cliff, Prentice Hall Inc., 1966

Troen, Bruce R. "Molecular mechanisms underlying osteoclast formation and activation." Experimental gerontology, 2003

WHO expert committee : Microbiological aspexts of food hygine, Tcchinical report series, WHO, 1976

Willgoose, CE : Environmental health, WB Saunders Co., Philadelphia, 1979

Williams, JF : The administration of health education and physical educaton, WB Saunders Co., 1961

Wilmore, Jh : Athletic training and physical fitness, Allyen & Bacon, Boston, 1976

Wolf, S : Social environment and health, University of Washington Press, 1981

World Health Organization. "The promotion and development of traditional medicine: report of a WHO meeting [held in Geneva from 28 November to 2 December 1977]." 1978

Youngstedt, Shawn D., Daniel F. Kripke, and JEFFREY A. Elliott. "Is sleep disturbed by vigorous late-night exercise?." Medicine and science in sports and exercise, 1999, 31.6: 864-869.

American Heart Association, 2010 AHA Guidelines for CPR & ECC,2014.10.15.,

http://www.heart.org/HEARTORG/

James Clear, Natural Happiness: The Truth About Exercise and Depression,2014.11.15.,

http://jamesclear.com/exercise-and-depression

Michael J. Breus, PhD,Information from "The Sleep Doctor" for better sleep and better health,2014.11.15.,

http://www.psychologytoday.com/blog/sleep-newzzz/201309/better-sleep-found-exercising-regular-basis-0

웰빙을 위한 건강과 운동

지 은 이	백원칠
발 행 인	양진숙
발 행 처	교학연구사
초 판 발 행	2014년 12월 30일
주 소	서울특별시 마포구 공덕동 105-67
관 리	황현준 • 이윤화
편집 • 디자인	김윤경
전 화	02.717.3554(영업부) 02.703.1140(편집부)
팩 스	02.717.3567
등 록 번 호	제10-17호(1980. 4. 14)
정 가	15,000 원

ISBN 978-89-354-0529-9 93690